Beate Helm

Ganzheitlich gesund mit Astromedizin

W0191195

≡FID Gesundheit

Dank

Mein Dank gilt in der Astrologie sehr vielen Autoren, die mich in den letzten 30 Jahren inspiriert haben. Eingestiegen bin ich mit Wolfgang Döbereiner. Am meisten beeinflusst hat mich aber auch immer wieder Peter Orban.

Für meine Arbeit mit den Blütenessenzen danke ich Dr. Edward Bach und den Entdeckern der kalifornischen Blütenessenzen Patricia Kaminski und Richard Katz. Außerdem möchte ich mich bei Cornelia Mallet für ihre Unterstützung im Bereich Homöopathie bedanken.

Besonders danke ich meinen Eltern Karl und Irene und meinen Geschwistern Uwe und Claudia, die auf meinem sehr unkonventionellen Lebensweg immer fest an meiner Seite stehen.

Liebe Leserin, lieber Leser,

immer mehr Menschen möchten ihre Gesundheit selbst in die Hand nehmen. Bei chronischen Erkrankungen will man nicht länger nur die Symptome unterdrücken. Da unsere Lebenserwartung steigt, haben wir den Wunsch, nicht nur alt, sondern gesund alt zu werden. Gerade in diesen beiden Bereichen ist das Bedürfnis groß, das Zepter wieder selbst in die Hand zu nehmen.

Das ist sicher auch bei Ihnen der Fall. Deshalb haben Sie dieses Buch erworben. Sie möchten einen neuen Weg beschreiten, um Ihre Gesundheit zu erhalten oder wiederherzustellen? Dabei möchte ich Sie in diesem Buch begleiten. Ich selbst betreibe seit 30 Jahren Astrologie, immer verknüpft mit Therapieformen für Körper, Seele und Geist. Es war mir von Anfang an wichtig, das Wissen wahrnehmbar zu machen und mit praktischer Anwendung zu verbinden.

Die Astrologie hat mich durch meine Hochs und Tiefs begleitet. Sie hat mir verständlich gemacht, wer ich bin, was ich zu lernen, zu verabschieden, neu in Angriff zu nehmen oder einfach auch mal auszuhalten habe, so wie es ist. Auch wenn es ungemütlich wurde, habe ich verstanden, was passiert und warum, und konnte deshalb gelassener damit umgehen. Naturheilmethoden, Yoga, Meditation und systemische Therapie waren bewährte Helfer auf diesem Weg.

Die Ergebnisse meiner langjährigen Erfahrung möchte ich gerne mit Ihnen teilen. In diesem Buch lernen Sie die Kräfte der 12 Sternzeichen kennen, ihre Licht- und Schattenseiten und ihre Entwicklungsstufen. Sie erfahren, durch welche Krankheiten sie sich ausdrücken können, wenn sie nicht bewusst gelebt werden. Krankheit aus astromedizinischer Sicht ist ein nicht Ihrem wahren Wesen entsprechend gelebtes Potenzial. Selbstheilung und Gesundheit heißen, dieses Potenzial zu kennen und in Ihrer einzigartigen Weise umzusetzen. Sie erfahren alles über die seelischen Hintergründe der Erkrankungen Ihres Sternzeichens. Und dann das Wichtigste: Gesundheitstipps aus der Ernährungstherapie, Naturheilkunde, Körper- und Energiearbeit und der Seelenarbeit. Denn in der Astromedizin werden alle Bereiche Ihres Wesens angesprochen und genährt.

Ich wünsche Ihnen von Herzen viele Erkenntnisse beim Lesen, tiefen Kontakt mit sich selbst bei den Übungen und dass Sie einen großen Schritt weiter kommen in Ihrem Wunsch nach mehr Selbstbestimmung in Ihrem Heilungsprozess.

Ihre

Beate Helm

Heilpraktikerin, Buchautorin,
Chefredakteurin von *Heilen mit den Sternen –*
Ganzheitliche Gesundheit mit den Methoden der Astromedizin

Inhalt

Inhalt

Inhalt

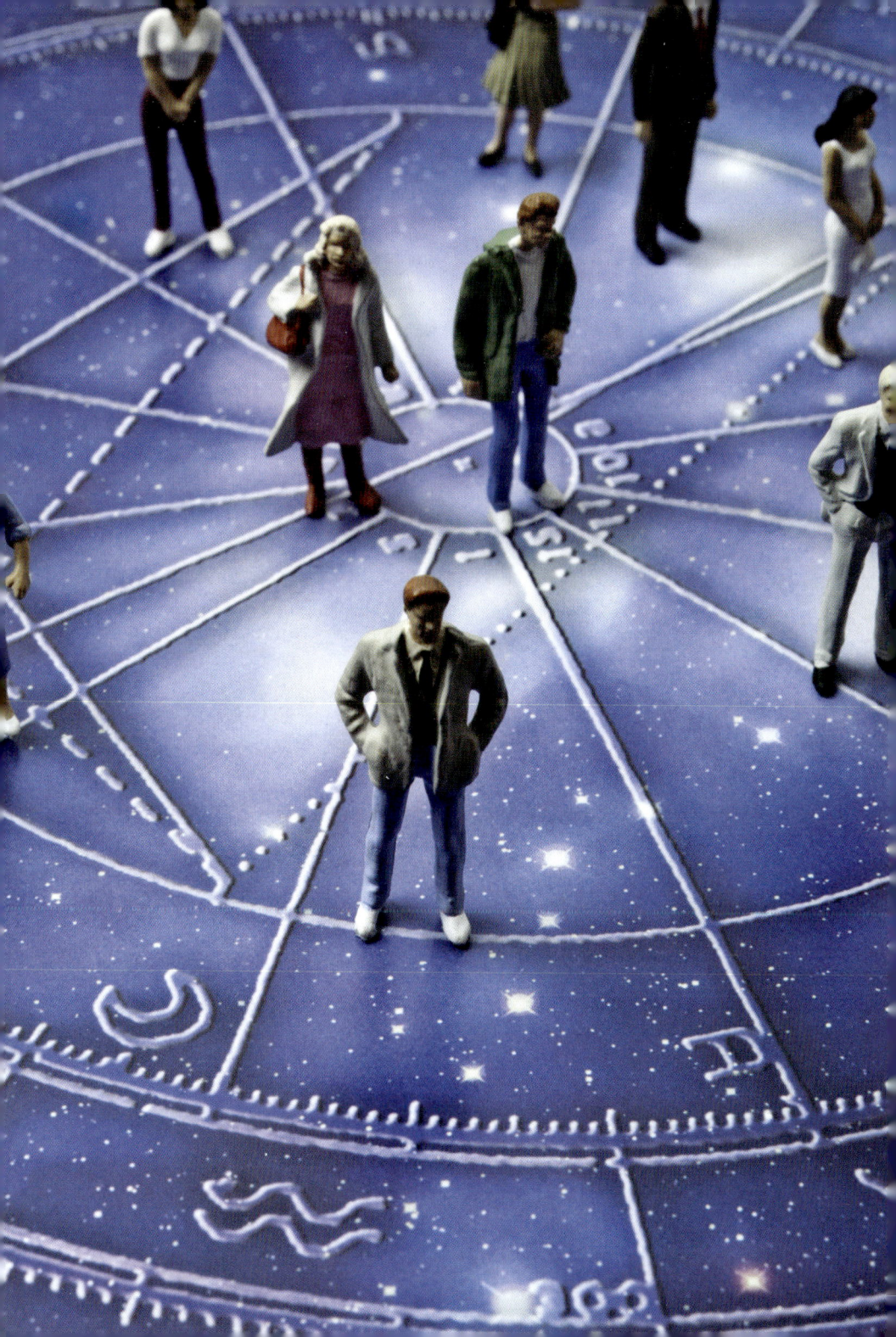

Heilen mit den Sternen

Dieses Buch vermittelt Ihnen die spannende Materie einer modernen, psychologischen Astrologie in Verbindung mit Gesundheit. Es beschreibt die 12 Tierkreiszeichen (Widder bis Fische) und die entsprechenden Heilmethoden für Körper und Seele. Dabei stehen die bewusste Entfaltung Ihrer Persönlichkeit und die Prävention von Krankheit im Vordergrund. Bei bestehenden Beschwerden können Sie die seelischen Hintergründe der Erkrankung leicht erkennen. Sie können Naturheilverfahren und andere ganzheitliche Methoden in Bezug zu Ihrem Sternzeichen setzen und wichtige Impulse erhalten.

Für Gesundheit und Heilung müssen Körper, Seele und Geist beachtet werden. Die drei Ebenen wirken kontinuierlich ineinander: Ihren **Körper** können Sie durch Meditation und Gebet bei der Gesundung eines körperlichen Leidens unterstützen. Ihre **Seele** lebt durch die Bewegung in der Natur auf, denn sie erhöht den Pegel Ihrer Glückshormone und wirkt sich positiv auf Ihre psychische Heilung aus. Ihr **Geist** strahlt durch eine bewusste aufrechte Haltung Selbstbewusstsein und Zuversicht aus, während Sie durch eine chronische Niedergeschlagenheit auch körperlich immer kleiner und geduckter werden. Alles bedingt einander.

Diese Interaktion können Sie für Ihre Gesundheit bewusst nutzen. Deshalb enthält dieses Buch Anregungen und Vorschläge für alle drei Ebenen. Der leicht verständlichen Theorie folgt ein vielseitiges Angebot an Praxis. Sie kann von Ihnen passend zu Ihrem Sternzeichen sofort umgesetzt werden.

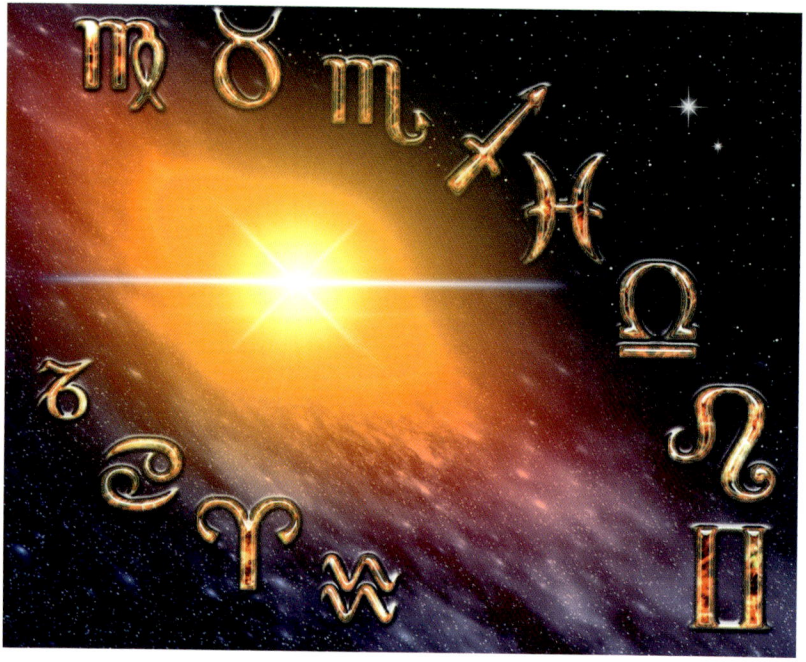

Astrologie heute

Ziel der psychologischen Astrologie ist die bewusste Persönlichkeitsentfaltung und Lebensgestaltung – für Sie selbst und Ihren Beitrag in der Gesellschaft. Sie unterscheidet nicht in gute und schlechte Konstellationen. Stattdessen zeigt sie Möglichkeiten auf, Ihre Potenziale konstruktiv und erfüllend umzusetzen.

Das Leben ist ein Geschenk. Die Wesensstruktur des Menschen auch. Es liegt nicht an uns, ein- und auszusortieren, was uns gefällt und was nicht. Das Horoskop hilft Ihnen, sich und andere besser kennenzulernen und zu verstehen. Daraus erwächst ein hohes Maß an Selbstannahme und Akzeptanz für andere. Persönlichkeitsanteile, die Sie bisher verdrängt oder nach außen projiziert und dort bekämpft haben, können Sie in Ihr Selbstbild integrieren. Das verschafft Ihnen innere und äußere Ruhe. Sie werden zunehmend ganz und heil. Das Miteinander kann liebevoller und in Wertschätzung stattfinden.

Leben heißt Bewegung und Wachstum. Durch die astrologische Prognose wird erkennbar, welche Lernaufgaben Ihnen im Moment leicht fallen und auch angezeigt sind. Das verschafft Ihnen bewusste Gestaltungsmöglichkeiten. Veränderungen können Sie gezielt in Angriff nehmen oder, wenn sie von außen kommen, besser verstanden werden. Sie sind zunehmend einverstanden mit dem, was ist und was werden soll.

Erfüllung heißt, die Fülle des Lebens in all seinen Facetten und Schattierungen zu erkennen und dankbar anzunehmen. Das spart Energie, da nicht dagegen angegangen wird. Diese Energie steht Ihnen zur Verfügung, um neue Initiativen zu starten, wo es machbar und nötig ist, und Kraft und Gelassenheit zu sammeln, wenn die Situationen unumgänglich sind. Das Horoskop zeigt Ihnen, wann was davon ansteht und in welchen Lebensbereichen.

Psychologische Astrologie ist eine bodenständige, entmystifizierte Art der Arbeit an sich selbst. Sie erweitert Ihren Handlungsspielraum und ermutigt Sie zu neuen Visionen. Weite und realistischer Praxisbezug gehen Hand in Hand. Es ist eine immer neue, spannende Reise zu Ihnen selbst und Ihrem Umfeld.

Was auch passiert, es ist letztendlich immer zu Ihrem Besten, auch wenn es nicht gleich so erscheinen mag. Die Astrologie macht Ihre eigene Persönlichkeit und die Ihres Umfelds leichter nachvollziehbar.

Mithilfe der Astrologie können Sie bewusst und aktiv Ihren Teil tun, um zu werden, wie Sie vom Universum gemeint sind. Dabei sind Sie in eine Art „höhere Kraft" eingebettet. Im Horoskop wird diese Kraft symbolisiert durch den äußeren, endlosen Kreis. Sie nimmt hier und da Korrekturen vor, auf die wir in unserer menschlich beschränkten Erkenntnis nicht kommen können. Es ist ein Ineinander unseres eigenen Bemühens, mithilfe des astrologischen Werkzeugs, und dem, was größer ist als wir.

In diesem Buch wird die Position Ihrer Sonne, Ihr Tierkreiszeichen, beschrieben. Dieses Tierkreiszeichen ist Symbol für Ihre grundlegende Verhaltensweise und zeigt die Qualitäten und Fähigkeiten, auf denen Sie Ihr Selbstbewusstsein aufbauen. Auch die Basis für Lebenskraft und Lebendigkeit wird durch die Eigenschaften Ihres Tierkreiszeichens ausgedrückt. Über Ihre Sonne definieren Sie Ihre Individualität und Einzigartigkeit. Sie beschreibt, wie Sie Ihr Leben gestalten und ihm Ihre besondere Note geben.

Wenn Sie Ihre Vitalität und Ihr Selbstvertrauen stärken möchten, müssen Sie die Eigenschaften Ihres Sternzeichens entfalten und stetig weiterentwickeln. Dieses Buch zeigt Ihnen Möglichkeiten und Entwicklungsschritte auf, wie Sie das Potenzial Ihres Tierkreiszeichens, der Ursprung Ihrer Lebenskraft umsetzen können.

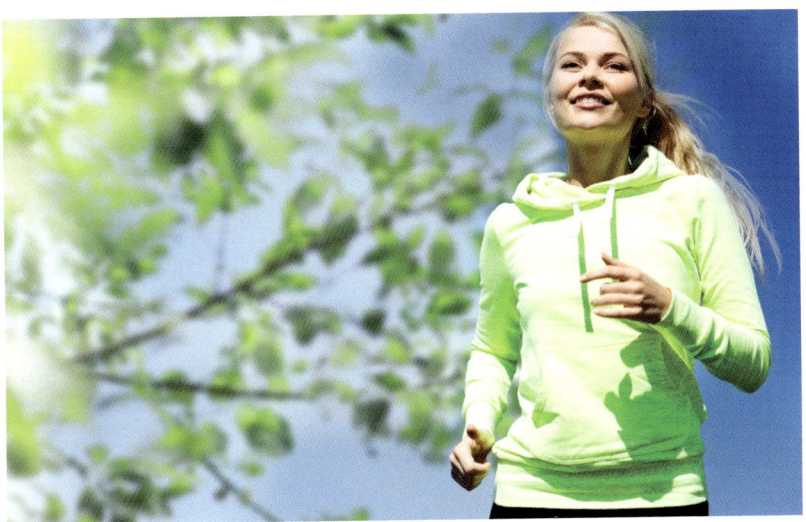

Was ist Gesundheit?

Die Weltgesundheitsorganisation WHO definiert Gesundheit als Zustand des vollkommenen körperlichen, seelischen und sozialen Wohlbefindens. Und ist nicht die bloße Abwesenheit von Krankheit.

Körper, Geist und Seele und die **soziale Einbindung** stellen eine Einheit dar, die sich gegenseitig beeinflusst. Seelische Wunden können sich in einer körperlichen Erkrankung niederschlagen. Belastungen durch körperliche Beschwerden drücken auf das Gemüt. Soziale Bande können das Leben bereichern oder erschweren. Trotz der Verwobenheit der Lebensbereiche werden sie der Übersicht halber als Einzelthemen dargestellt:

Die Körperebene

Ihre körperliche Gesundheit beruht auf dem Funktionieren aller Organsysteme und einer hohen Vitalität. Die Energie fließt, die Atmung ist tief. Sie belebt und entspannt. Ihre sexuelle Kraft kann sich frei und erfüllend entfalten – im Alleingang oder zu zweit. Ihr Körper benötigt für seine Gesundheit abwechslungsreiche, vitale Kost, Bewegung mit Spaß im Ausgleich mit wohltuender Ruhe, frische Luft und Natur. Er braucht einen verlässlichen Rhythmus von Aktivität und lösender Entspannung. Astrologisch symbolisiert die Sonne, d. h. Ihr Tierkreiszeichen, Ihre Lebenskraft und Vitalität. So beschreibt zum Beispiel der Planet Mars mit dem Sternzeichen Widder den Körperbau (z. B. robust, grazil), die Beziehung zu Ihrem Körper und das Abwehrsystem. Ihre körperliche Gesundheit hängt von der Entfaltung aller Planetenkräfte bzw. aller Lebensbereiche ab, die sie symbolisieren.

Seele und Gefühlsebene

Ihr seelisches Wohlbefinden resultiert aus der Möglichkeit, zu lieben und geliebt zu werden (Sternzeichen Waage und der Planet Venus). Wesentlich ist auch ein Zuhause, das Sie nährt und Ihnen Schutz und Geborgenheit bietet, symbolisiert durch das Sternzeichen Krebs mit dem Planeten Mond.

Oft ist alles da, was man braucht, aber man sieht es nicht oder kann es nicht annehmen, weil seelische Verletzungen nicht verarbeitet und ein Schutzpanzer aufgebaut wurden. Die psychologische Astrologie zeigt Ihnen Wege auf, um mit Ihrer Innenwelt in Kontakt zu kommen, damit zu arbeiten und mehr seelische Zufriedenheit zu erfahren (Krebs/Mond). Sie bringt Licht in Ihr bisheriges Beziehungsverhalten und eröffnet Ihnen neue Wege, mit Partnerschaft und Liebe umzugehen (Waage/Venus). Sie zeigt auch, wann und in welchem Bereich tiefe Veränderungen und der Abschied von überholten Strukturen notwendig sind (Skorpion und der Planet Pluto). Ihr Tierkreiszeichen als Symbol Ihres Selbstverständnisses und Ihrer grundlegenden Verhaltensweise legt den Grundstein, um Ihre individuelle Persönlichkeit zu entwickeln und damit Ihr Leben selbstbewusst und auf Ihre ureigene Weise zu gestalten.

Geistige Ebene

Geistige Klarheit, Frische und Struktur, die Offenheit für Intuition und Inspiration werden durch die Sternzeichen Zwillinge und Wassermann symbolisiert. Exakte Analysen und ihre Auswertung, um am meisten Nutzen aus einer Sache ziehen zu können, gehört zum Terrain der Jungfrau. Auch der Wunsch nach ständiger Weiterbildung und Bewusstseinserweiterung zählt zu dem geistigen Bereich. Er entspricht dem Sternzeichen Schütze und dem Planeten Jupiter.

Noch weiter betrachtet gehört auch die Spiritualität zur geistigen Welt und ihr Weg ist die Meditation. Die Entsprechung ist das Tierkreiszeichen Fische mit der Planetenkraft Neptun.

Soziale Einbindung

Soziale Kontakte sind erneut Lebensthemen der Sternzeichen Zwillinge (Planet Merkur) und Wassermann (Planet Uranus). Der Lebensinhalt des Steinbocks ist seine Berufung und damit meist auch sein Beruf in diesem Leben. Auch die Position in der Gesellschaft oder wie man in der Öffentlichkeit gesehen und anerkannt werden möchte, gehört zum Lebensthema dieses Tierkreiszeichens.

Sie tragen alle 12 astrologischen Kräfte in sich, was in Ihrem Horoskop abgebildet wird. Da die Sonne, Ihr Sternzeichen, Ihre Lebenskraft symbolisiert, bildet sie in diesem Buch den astrologischen Schwerpunkt in Verbindung mit der Astromedizin.

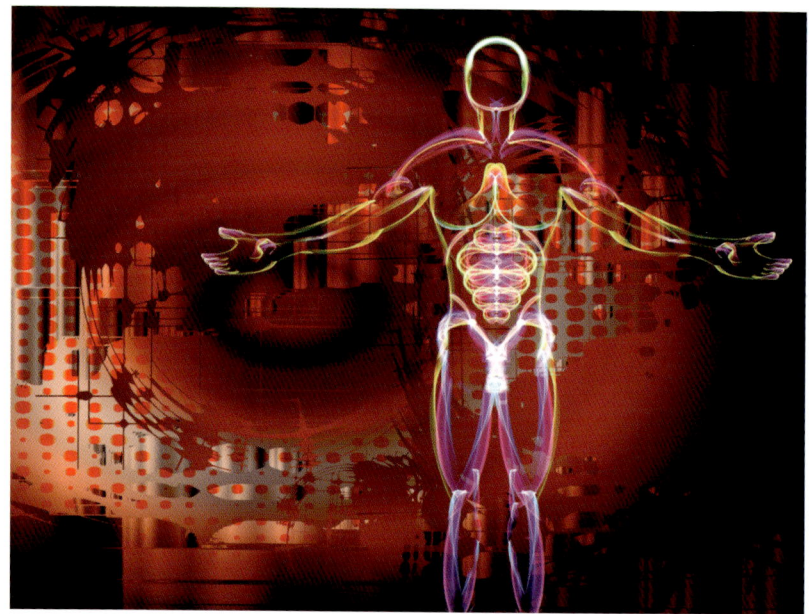

Astromedizin – Die Verbindung von Astrologie und Gesundheit

In der Astromedizin stehen der Körper und seine Funktionen in Bezug zu den 12 Tierkreiszeichen und damit in astrologischen Grundprinzipien. Es beginnt mit dem Kopf, symbolisiert durch Widder und endet mit den Füßen als Pendant zu dem Tierkreiszeichen Fische. Die Kenntnisse in Astromedizin bringen Bewusstheit in die Hintergründe von Erkrankungen im Sinne der Psychosomatik. Sie ermöglichen Ihnen gleichzeitig, Vorbeugung zu betreiben, um Ihren Körper gesund zu erhalten, im Sinne der Salutogenese. Gesundheit muss jeden Tag wieder neu aufgebaut und gepflegt werden.

Die Planetenkräfte sind auch Symbol für Erkrankungen und Krankheitsdispositionen. Widder/Mars steht z. B. für Entzündungen, Steinbock/Saturn für Verhärtungen, Steinbildungen und Mangelzustände.

Methoden der Astromedizin

Die Zuordnungen der Krankheitsdispositionen und Erkrankungen zu den astrologischen Konstellationen sowie die Vorschläge aus den Bereichen des natürlichen Heilens, sind nicht als Diagnose und Heilung im Sinne des Heilpraktikergesetzes zu verstehen. Sie dienen der Aktivierung der Selbstheilungskräfte und der Persönlichkeitsentwicklung. Ihre Anwendung findet in eigener Verantwortung statt. Die Informationen ersetzen keinen Arzt oder Heilpraktiker.

1. Ernährungstherapie

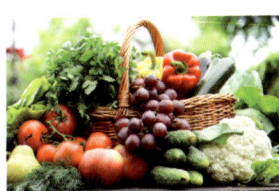 Allgemeine Informationen und Hinweise sowie spezielle Tipps zu Nahrungsmitteln, die unterstützend und heilend wirken. Schwerpunkte sind Mineralstoffe, Spurenelemente und Vitamine.

Psychosomatik heißt übersetzt „Seele und Körper". Die Lehre der Psychosomatik geht davon aus, dass körperliche Beschwerden und Erkrankungen von seelischen Vorgängen ausgelöst oder zumindest stark durch sie beeinflusst werden.

Salutogenese befasst sich mit der Frage, wie Gesundheit entsteht und erhalten werden kann.

2. Naturheilkundliche Tipps

Heilpflanzen, Homöopathie und Schüßler-Salze

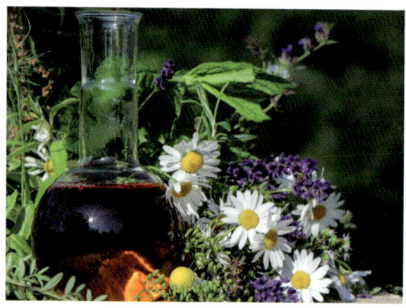

Zu den **homöopathischen Mitteln** werden bewusst keine Potenzen angegeben, da diese individuell ausgewählt werden sollten. Wenn Sie die Mittel einnehmen und auf Nummer sicher gehen wollen, empfiehlt sich eine D12 oder etwas mutiger eine C30. Ich selbst arbeite hauptsächlich mit Hochpotenzen, die einer persönlichen Behandlung bedürfen.

Die Schüßler-Salze und homöopathische Mittel werden im Mund zergehen gelassen, da sie mit der Mundschleimhaut aufgenommen werden. Nicht als ganze Tablette schlucken!

Bei akuten Beschwerden eine **Schüßler-Salz-Tablette** nach der anderen im Mund zergehen lassen, bis sich der Zustand bessert. Das können 10 bis 20 Tabletten sein.

Bei chronischen Beschwerden täglich über den Tag verteilt 5 Tabletten nehmen, kurweise 3 Wochen lang, bei Bedarf auch länger. Bei einer tiefgreifenden Erkrankung bedarf es einer längeren Selbstbehandlung von bis zu einem Jahr, z. B. bei Osteoporose oder Krampfadern (2 Tabletten täglich).

Homöopathische Mittel und die Schüßler-Salze erhalten Sie in jeder Apotheke.

3. Feinstoffliche Heilweisen

Blütenessenzen

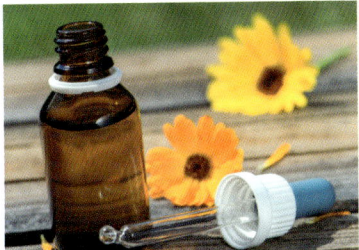 Sie können bis zu 6 Blüten für Ihre persönliche Mischung auswählen. Füllen Sie stilles Wasser und Alkohol (Cognac o. Ä.) oder Essig für die Haltbarkeit im Verhältnis 3:1 in eine braune 30 ml-Pipettenflasche.

Geben Sie von jeder Uressenz (stockbottle) 3 Tropfen dazu. Das Fläschchen schließen, schütteln und 4-mal täglich 5 Tropfen täglich einnehmen – nicht direkt vor oder nach dem Essen. In akuten Zuständen, auch häufiger, bis Sie das Gefühl haben, dass sich Ihr Befinden bessert. Bach-Blüten sind inzwischen auch als Globuli erhältlich. In extremen Fällen, wie Schock, Panik etc. von den Notfalltropfen (Rescue Remedy) 10 Tropfen in ein Glas Wasser geben und schluckweise trinken.

In diesem Buch werden zuerst die Bach-Blüten und dann die Kalifornischen Blüten alphabetisch geordnet untereinander aufgellstel. Bach-Blüten können Sie in jeder Apotheke beziehen, sowohl einzelne als auch im Set mit 38 Blütenessenzen.

Eine günstige Online-Bezugsquelle für Bach-Blüten und Blütenessenzen aus aller Welt ist www.florem.com. Die Bezugsquelle für kalifornische Blütenessenzen in Deutschland, die für Sie auch individuelle Mischungen herstellt, finden Sie am Schluss des Buches auf Seite 231.

Aromatherapie

Die aufgeführten ätherischen Öle können Sie in die Duftlampe geben oder in etwas Sahne emulgieren und dem Bad zugeben. Für eine Massage ein paar Tropfen des ätherischen Öls mit Mandel- oder einem anderen Öl Ihrer Wahl mischen. Beachten Sie die Zusatzinfos bei den aufgelisteten Ölen. **Säuglinge und Kleinkinder** dürfen nicht mit intensiven Düften in Berührung kommen, sonst besteht Erstickungsgefahr. Vorsicht auch bei Bluthochdruck und Schwangerschaft.

4. Körper- und Energiearbeit

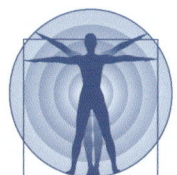

Zahlreiche Übungen oder Tipps begleiten Sie durch die Astromedizin. Wählen Sie Atemübungen, Yoga-Asanas und weitere Methoden, um Entspannung und mehr Ruhe zu erfahren.

5. Seelenarbeit

Visualisierung, Seelenreise, Malthemen, Meditation

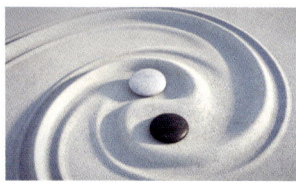

Als Entspannung vor einer Seelen- reise oder Visualisierung können Sie langsam von 10 auf 1 rückwärts zäh- len, bei jeder Zahl ein Stück mehr los- lassen und in die Unterlage, auf der Sie liegen, einsinken. Nach der Übung zählen Sie wieder von 1 bis 10, machen die Augen auf, atmen tief durch, räkeln und strecken sich.

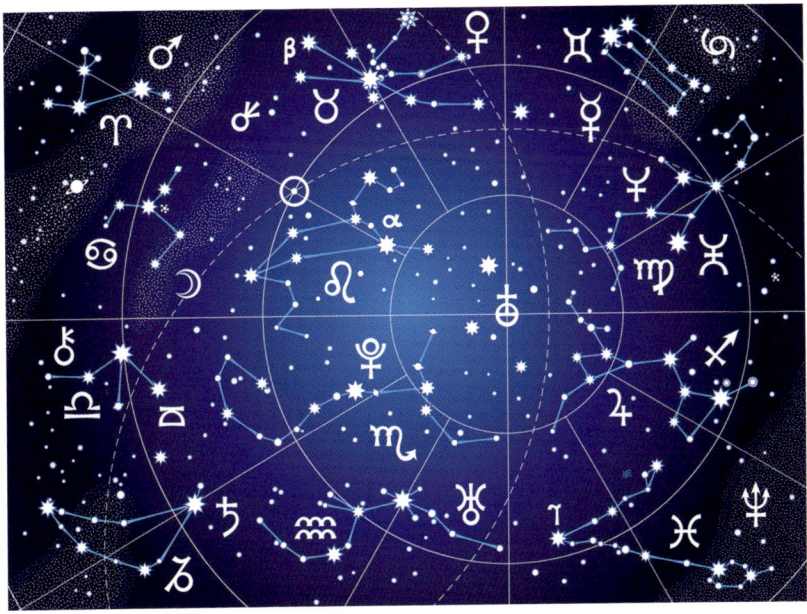

Einführung

Horoskop

Das Horoskop bildet die Positionen der Planeten zu einem bestimmten Zeitpunkt an einem bestimmten Ort ab. Aus heutiger Sicht wissen wir natürlich, dass Sonne und Mond keine Planeten sind und dass die Erde, von der aus die Planetenstände betrachtet werden, nicht der Mittelpunkt des Sonnensystems ist. Da es sich in der Astrologie jedoch um die Symbolik dreht, hat das keine Bedeutung für die Interpretation eines Horoskops.

Die grundlegende Gesetzmäßigkeit lautet „wie oben, so unten". Die Astrologie ist eine jahrhundertealte Erfahrungswissenschaft. Man hat über diesen langen Zeitraum hinweg die Erfahrungen ausgewertet, wie die Persönlichkeitsstruktur von Menschen aussieht, die unter einer bestimmten Kombination von Planetenständen geboren wurden. Die Konstellationen am Himmel spiegeln die Eigenschaften des Menschen, der zu einem Zeitpunkt an einem Ort geboren wurde, wider.

Angefangen hat man mit den 12 Sonnenständen des Jahres. Man benannte sie nach den Tierkreiszeichen, die zu dieser Zeit gerade zu sehen waren. Ein Mensch oder eine Sache (Firmengründung etc.), für die auch ein Horoskop erstellt werden kann, zeigte immer wieder die gleichen Fähigkeiten und Eigenschaften, wenn die Geburt innerhalb der ca. 30 Tage stattfand, in der die Sonne in dem jeweiligen Tierkreiszeichen stand. Davon leitete man die Charakterstruktur für jedes Sternzeichen ab. Dasselbe machte man mit dem Mond in den verschiedenen Sternzeichen, der Auskunft über die Gefühlswelt des Menschen gibt, und mit den weiteren Planeten, so wie sie nach und nach am Himmel entdeckt wurden.

Ergebnis ist eine komplexe, immer wieder spannende Aussage über das Potenzial eines Menschen in Bezug auf die 12 Lebensbereiche des Tierkreises: Widder für Durchsetzung und Initiativkraft, Stier für Sicherheit und Finanzwelt, Zwillinge für Kommunikation und Austausch usw.

Bei jedem sieht diese Kombination anders aus. Ihr Horoskop zeigt Ihnen die Fülle Ihrer Veranlagungen, wie ein genetischer Fingerabdruck, nur auf geistiger und seelischer Ebene. Dazu, wie Sie dieses Potenzial umsetzen und in Ihre ganz individuelle Form bringen, gibt es unendlich viele Möglichkeiten. Darin sind Sie frei. Sinn der Astrologie ist es daher nicht, Menschen in Schubladen zu stecken und festzulegen, sondern ihnen ihren inneren Reichtum differenziert aufzuzeigen und Anregungen zu geben, wie Sie sich im Inneren weiterentwickeln und immer konstruktiver und erfüllender – für Sie selbst und Ihr Umfeld – verwirklichen können.

Tierkreiszeichen

Jeder kennt sein Sternzeichen und hat sicher schon Einiges darüber gehört und gelesen. Das Sternzeichen ist die Position der Sonne in Ihrem Horoskop. Sie symbolisiert Ihre grundlegende Verhaltensweise. In den Beschreibungen finden Sie den Zeitraum, in den ein bestimmtes Tierkreiszeichen fällt. Dabei gibt es immer die Überschneidung von zwei Tierkreiszeichen an einem Tag.

Beispiel: Widder geht vom 21.03. bis zum 20.04., Stier beginnt am 20.04. und endet am 21.05. Zwillinge startet am 21.05 usw. Sind Sie an einem solchen Grenztag geboren, fragen Sie sich sicher, zu welchem Sternzeichen Sie gehören.

Um das festzustellen, brauchen Sie Ihre Geburtszeit. Denn der erste Teil z. B. des 20.04. steht im Widder und der zweite Teil im Stier. Die Verteilung der beiden Sternzeichen auf den Grenztag ist immer etwas unterschiedlich, so dass man z. B. nicht gleichbleibend sagen kann, bis 8 Uhr ist man das erste Zeichen, ab der Geburtszeit von 8.01 Uhr das zweite. Das ist bei jedem Grenztag jedes Jahr anders. Außerdem spielt der Geburtsort für die Berechnung eine Rolle.

Falls Sie unsicher sind, wie Sie Ihr Sternzeichen bestimmen können, schreiben Sie mir an astromedizin@fid-verlag.de und geben Sie Ihren Geburtsdatum, Geburtsort und Ihre Geburtszeit an. Ich teile Ihnen so schnell wie möglich Ihr Sternzeichen mit.

Andere Planeten im Horoskop

Neben der Sonne, dem Tierkreiszeichen, gibt es eine Fülle weiterer Informationen in Ihrem Horoskop. Jedem Sternzeichen ist ein Planet zugeordnet, z. B. Mars dem Widder, Mond dem Krebs, Jupiter dem Schützen usw. Zwei Planeten sind dabei jeweils zwei Sternzeichen zugeordnet: der Merkur den Zwillingen (Wissen und Kommunikation) und der Jungfrau (Arbeit, Alltag, Gesundheitsbewusstsein), die Venus dem Stier (Sicherheit, Finanzen) und der Waage (Beziehungswelt, Schönheitssinn).

Die Position der Sonne und der weiteren Planeten im Horoskop zeigen Ihnen das gesamte Kaleidoskop Ihrer individuellen Persönlichkeit auf. Dabei sind die Planetenkräfte als Persönlichkeitsanteile zu verstehen, mit denen Sie aktiv mit sich in Kontakt treten und arbeiten können. Dieses Buch konzentriert sich auf Ihre Sonnen-Energie, Ihr Sternzeichen.

Entsprechungen in der Astrologie und Astromedizin

Zum Überblick und schnellen Nachschlagen erhalten Sie im Folgenden eine zusammenfassende Liste zu den Hauptthemen der 12 Tierkreiszeichen und ihren astromedizinischen Entsprechungen:

Tierkreiszeichen Widder/Planet Mars

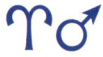 **Themen:** Männlichkeit, Tatkraft, Dynamik, Risikobereitschaft, Aggression, sexueller Trieb, Bezug zu Ihrem Körper, Selbstbehauptung, Durchsetzungskraft.

Körperzuordnungen: Körperliche Gesamterscheinung. Kopf, Zähne, Nägel, Skelettmuskulatur, Galle, Penis, Klitoris, Blut (Erythrozyten), Adrenalin, Testosteron, Abwehrsystem.

Krankheitsdispositionen: Entzündungen (Fieber, Rötung, Schwellung, Schmerz), Schnittwunden, Erkrankungen im Kopfbereich, der Gallenblase, Skelettmuskulatur, von Penis und Klitoris.

Tierkreiszeichen Stier/Planet Venus

Themen: Sicherheitsorientierung, Besitz, Geld, Bezug zu Immobilien, Bankwesen, Wirtschaft, persönliches Wertesystem, Genussfähigkeit, Abgrenzung.

Körperzuordnungen: Hals, Nacken, Rachen, Mandeln, Speiseröhre, Schilddrüse, Lippen und Mund in ihrer Funktion der Nahrungsaufnahme, Speicheldrüsen.

Krankheitsdispositionen: Lippenherpes, Erkrankungen im Mund- und Rachenraum (Entzündungen der Mund- und Rachenschleimhaut und des Zahnfleisches, Aphten, Entzündungen und Steinbildungen in den Speicheldrüsen, Angina tonsillaris, Diphterie). Über- oder Unterfunktion der Schilddrüse, Hashimoto-Schilddrüsenentzündung.

Tierkreiszeichen Zwillinge/Planet Merkur

Themen: Geistige Beweglichkeit, Neugierde, Wissbegierde, Lernen, Informationen aufnehmen und verbreiten, Kontakte knüpfen durch das Gespräch, E-Mails, SMS, Briefe etc., sprachlicher Selbstausdruck.

Körperzuordnungen: Stimmapparat, Luftröhre, Bronchien, Lungen, Rippenfell, Zwerchfell, Arme und Hände, Schultern, Ohren als Aufnahmeorgan, Nervensystem in seiner Funktion der Informationsweiterleitung, Hormone in ihrer Funktion als Botenstoffe, Transportbahnen des Lymphsystems.

Krankheitsdispositionen: Stimmprobleme, Heiserkeit, Husten, Bronchitis, Lungenerkrankungen, Erkrankungen an Armen und Beinen.

Tierkreiszeichen Krebs/Planet Mond

 Themen: Gefühle, inneres Kind, Geborgenheit, Zärtlichkeit, Familie, Zuhause, Art zu wohnen.

Körperzuordnungen: Magen, Gebärmutter, Brust, Schleimhäute, Vagina, Eierstöcke, Eileiter, weibliche Hormone, Mund in seiner Funktion des emotionalen Austauschs (Saugen von Milch, Küssen), rechtes Auge der Frau, linkes Auge des Mannes.

Krankheitsdispositionen: Magenerkrankungen (Gastritis, Geschwüre, Tumore), Erkrankungen der Schleimhäute, der weiblichen Fortpflanzungsorgane und Brust, Störungen des weiblichen Zyklus, der weiblichen Hormone, der Fruchtbarkeit bei der Frau, Myome, Zysten, Tumore, Asthma (emotionales Engegefühl), Augenerkrankungen.

Tierkreiszeichen Löwe/Planet Sonne

Themen: Selbstbewusstsein, Kreativität, die/der innere König/in, Eigenständigkeit, Manager/in, das Besondere, Einzigartige Ihrer Persönlichkeit, Vitalität und Lebenskraft.

Körperzuordnungen: Herz, Blut als Lebenssaft, Arterien, Kreislaufsystem, Zeugungsorgane beim Mann, rechtes Auge des Mannes, linkes Auge der Frau.

Krankheitsdispositionen: Erkrankungen des Herzens (Entzündungen, Herzinfarkt), Herzrhythmusstörungen, Hypertonie, Hypotonie, Bluterkrankungen. Augenerkrankungen.

Tierkreiszeichen Jungfrau/Planet Merkur

 Themen: Dienstbarkeit, Arbeit, Alltagstauglichkeit, Strategie, Orientierung an Zweck und Nutzen, Gesundheitsbewusstsein, Analyse, Verarbeitung der Lebensereignisse, Perfektionismus, Exaktheit, Vernunft.

Körperzuordnungen: Dünndarm, Dickdarm (bis auf Enddarm/Mastdarm), exkretorischer Teil der Bauchspeicheldrüse, Verdauungsprozesse.

Krankheitsdispositionen: Dünn- und Dickdarmerkrankungen, Blähungen, Dysbakterie (gestörte Bakterienflora im Darm, die zu Gärungs- und Fäulnisprozessen führt), Durchfall, Verstopfung, Darmpolypen, Morbus Crohn, Tumore, Erkrankungen des exkretorischen Teils der Bauchspeicheldrüse.

Der **exkretorische Teil der Bauchspeicheldrüse** *produziert die Vorstufen von Verdauungsenzymen, die sie an den Darm abgibt. Dort werden sie aktiviert und spalten Eiweiß, Zucker und Fett in ihre kleinsten Grundbestandteile, damit sie als Nährstoffe vom Körper aufgenommen werden können. Sie produziert nur die inaktiven Vorstufen, da sie sich sonst selbst verdauen würde.*

Tierkreiszeichen Waage/Planet Venus

 Themen: Weiblichkeit, Beziehungsmuster, was Sie unter Liebe verstehen und wie Sie sie zeigen, Harmonie, Ausgleich schaffen, Ihre Definition von Schönheit und Attraktivität, Stilgefühl, Sinn für Kunst und Ästhetik.

Körperzuordnungen: Nieren, Harnleiter, innersekretorischer Teil der Bauchspeicheldrüse (Insulin), Venen.

Krankheitsdispositionen: Erkrankungen der Nieren (Entzündungen, Zysten, Steine, Tumore, Insuffizienz) und Venen (Varizen, Thrombosen), krankhafter Blutzuckerspiegel (Diabetes).

Tierkreiszeichen Skorpion/Planet Pluto

 Themen: Forschergeist, Macht und Ohnmacht, Intensität, Totalität, Loyalität, Stirb- oder Werde-Prozesse, tiefe Veränderungen und Krisenfestigkeit.

Körperzuordnungen: Enddarm, besonders Mastdarm, Blase, Prostata, Sexualorgane.

Krankheitsdispositionen: Erkrankungen von Enddarm, Anus, Prostata und Blase, Hämorrhoiden, Geschlechtskrankheiten, Pilzerkrankungen, Parasitenbefall, Krämpfe, Koliken, Autoaggressionskrankheiten, zerstörerische Prozesse, Geschwüre, bösartige Tumore.

Tierkreiszeichen Schütze/Planet Jupiter

 Themen: Expansion, Bezug zum Ausland, Reisen, Lebensfreude, höhere Bildung, Sinnfrage, Religion, Weisheit, positive Erwartungshaltung.

Körperzuordnungen: Leber, Hüfte, Kreuzbein, Oberschenkel.

Krankheitsdispositionen: Erkrankungen der Leber (Entzündung, Fettleber, Zysten, Zirrhose), Erkrankungen im Hüftbereich und der Oberschenkel, Erweiterungen und Vergrößerungen von Organen, gutartige Tumore, Übergewicht.

Tierkreiszeichen Steinbock/Planet Saturn

 Themen: Struktur, Ordnungssinn, Disziplin, Fleiß, Konzentration auf das Wesentliche, Stabilität, Beruf(ung), eigenes Rückgrat, Meisterschaft, Stellung in der Gesellschaft/Öffentlichkeit.

Körperzuordnungen: Knochen, Gelenke, besonders das Knie und die Wirbelsäule, Sehnen, Bänder, Bindegewebe, Haare, Haut als Abgrenzungsorgan, Zahnschmelz.

Krankheitsdispositionen: Verhärtungen, Versteifungen, Verkürzungen, Schrumpfungen, verzögerte Entwicklung, Bewegungslosigkeit, Wachstumsstopp, Haarausfall, Erkrankungen der Knochen, Knorpel, Gelenke, Rheumatismus.

Tierkreiszeichen Wassermann/Planet Uranus

 **Themen:** Freiheitsdrang, Ausbruch aus zu engen Strukturen, Distanz, Chaos, Bezug zu neuester Technik, IT, Freundschaften, Gemeinschaftssinn.

Körperzuordnungen: Unterschenkel, Sprunggelenk, Nervensystem.

Krankheitsdispositionen: Nervenerkrankungen, Knochenbrüche, schubweise Erkrankungen, Erkrankungen und Verletzungen des Unterschenkels, Gelenkverrenkungen und -auskugelungen (Luxationen), Zerrungen, Fußumknicken, Bänderriss, Unfälle, Flugunfälle, Lärmschäden, Stressfolgen, Hypermotorik, Hernien, Epilepsie.

Tierkreiszeichen Fische/Planet Neptun

 Themen: Soziales Empfinden, Mitgefühl, hohe Sensibilität, Träume und Sehnsüchte, künstlerisches Talent, heilerische und mediale Fähigkeiten, wo und wie sind Sie anders als die anderen, Bezug zu Randgruppen.

Körperzuordnung: Füße.

Krankheitsdispositionen: Auflösungen, Erweichungen, Lähmungen, Erkrankungen mit unklarer Ursache, sämtliche Erkrankungen des Fußes, Schwächezustände, Überempfindlichkeit, Ohnmacht, Suchterkrankungen, Vergiftungen, Allergien.

Einen besonderen Bezug zu Gesundheitsthemen haben Jungfrau, Fische und der erst 1977 entdeckte Kleinplanet (Asteroid) Chiron:

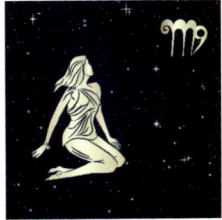

Die **Jungfrau-Kraft** verfügt über die Fähigkeit zur Analyse der Ursachen einer Erkrankung (mechanische Einflüsse, Krankheitserreger, Psychosomatik). Sie steht für die schulmedizinischen, auf wissenschaftlich nachweisbaren Untersuchungs- und Behandlungsmethoden. Sie symbolisiert ein ausgeprägtes Gesundheitsbewusstsein und hat eine hohe Affinität zu Reinigungs- und Entschlackungsmethoden.

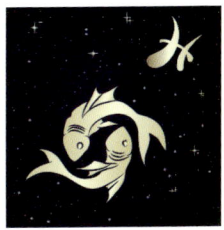

Die **Fische-Kraft** steht für Empathie, Intuition und ganzheitliches Denken. Sie hat einen Bezug zu den naturheilkundlichen, besonders den energetischen Methoden in der Heilkunde.

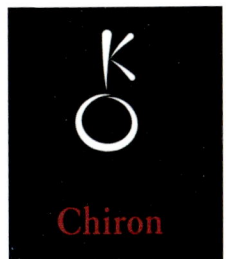

Chiron

Chiron, der keinem Tierkreiszeichen zugeordnet ist, symbolisiert den inneren Heiler.

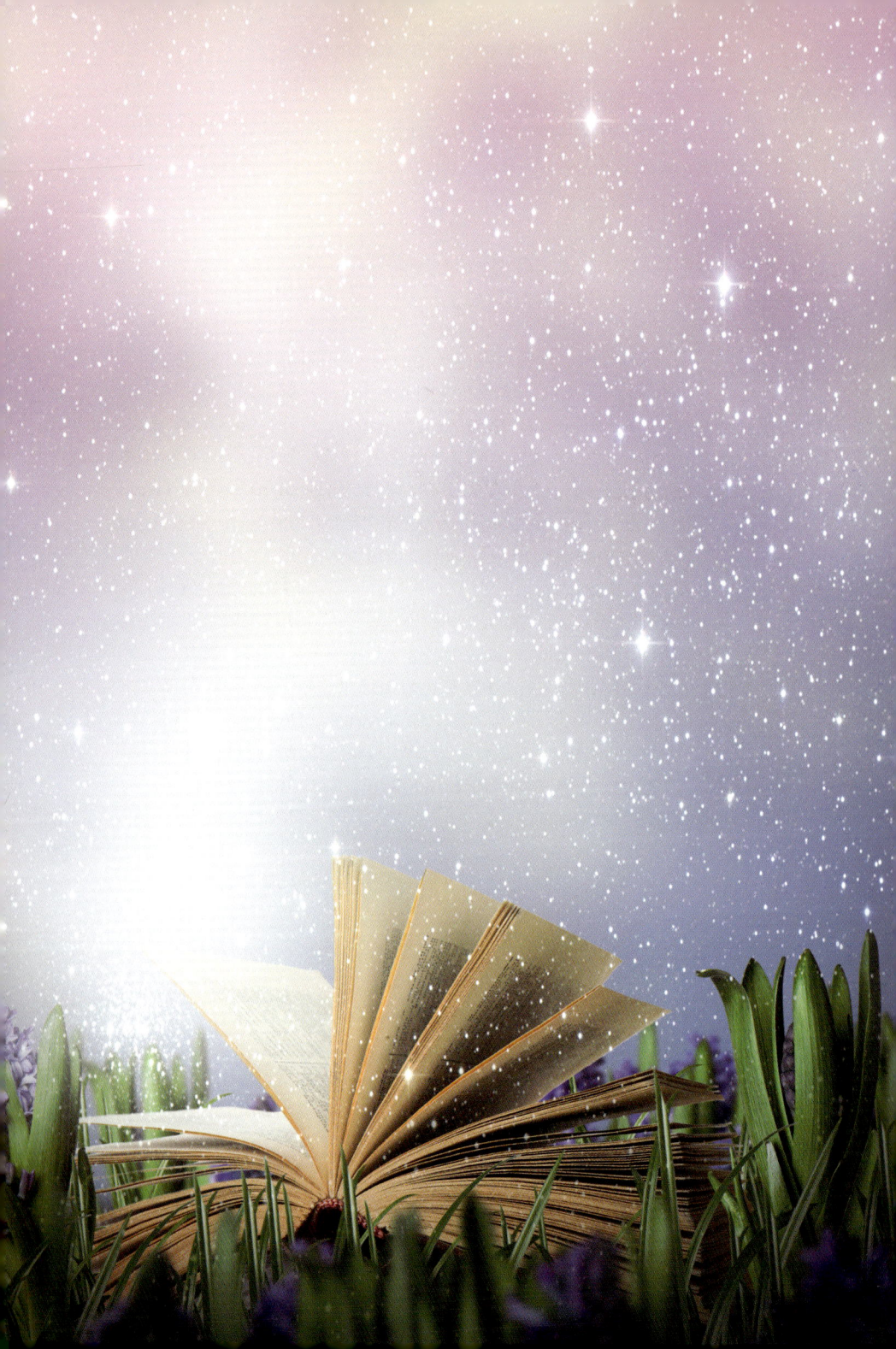

Aufbau des Buchs

Im Folgenden werden die **12 Tierkreiszeichen** in ihrer Essenz sehr übersichtlich dargestellt. Sie erhalten Information zum Lebensmotto, Lebenselixier, zur Licht- und Schattenseite sowie eine kurze Beschreibung des jeweiligen Tierkreiszeichen.

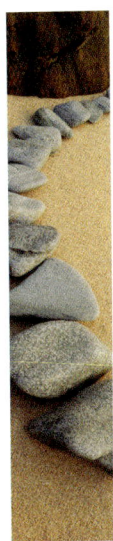

Im Anschluss werden schematisch die **Entwicklungsstufen des Sternzeichens** dargestellt. Sie sind nicht als Wertung zu verstehen, sondern als Impulse für Ihre persönliche Weiterentwicklung. Unterstützen können Sie die Entfaltung von immer konstruktiveren Umsetzungen Ihrer Sternzeichen-Kraft, indem Sie die Ernährungstipps beherzigen, die Blütenessenzen unter „Feinstoffliche Heilweisen" passend zu Ihrem aktuellen Gemütszustand einnehmen, die ätherischen Öle anwenden, die für Geist und Seele aufgeführt werden, und die Übungen unter Körper-, Energie- und Seelenarbeit praktizieren. Die Verwirklichung einer höheren Entwicklungsstufe verschafft Ihnen mehr Lebensfreude und fördert aktiv Ihre Gesundheit.

Darauf folgt die Verbindung mit der **Psychosomatik**. Welche **Krankheitsdispositionen** entsprechen dem Sternzeichen, wenn sein Potenzial (Durchsetzungskraft, Kommunikation etc.) nicht aktiv, bewusst und konstruktiv umgesetzt wird.

Zuletzt erhalten Sie **Gesundheitstipps** aus der Ernährungslehre, Naturheilkunde, den feinstofflichen Heilweisen, der Körper- und Energiearbeit und Anregungen für die seelisch-geistige Seite.

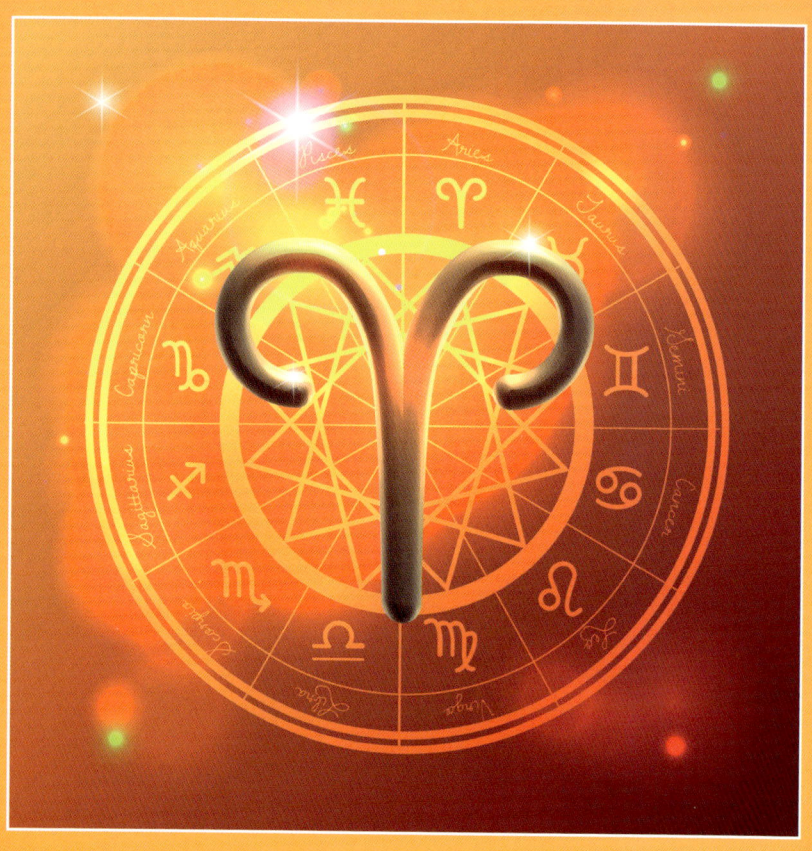

„Nicht Erklärungen
helfen uns weiter,
sondern unser Wille
voranzuschreiten."

Paulo Coelho

Tierkreiszeichen Widder

20.03. bis 20.04.

Dynamik – Durchsetzungskraft – Initiative – Sexueller Trieb

Lebensmotto: Ich will. Ich kämpfe. Ich setze mich durch.

Lebenselixier: Herausforderungen, Konkurrenz, Eroberung, Neues.

Lichtseite: Tatkraft, Dynamik, Mut, konstruktive Männlichkeit, Direktheit, Ehrlichkeit, Initiativen ergreifen, Kampfgeist, Selbstbehauptung, Durchsetzungsvermögen, Sportlichkeit, hohe sexuelle Triebkraft, Kampf für die Sache, für etwas, das über Ihren Eigeninteressen steht.

Schattenseite: Aggressivität, Rücksichtslosigkeit, Ungeduld, Impulsivität, Selbstbezogenheit, kompensierende Männlichkeit (John Wayne-Verschnitt), ungestüm „über Leichen gehen", die Sie nicht einmal wahrnehmen, Körperliche Angriffslust, egoistische Triebbefriedigung, Streitlust, Blutrünstigkeit.

Widder ist der Urfunke für jede Form von Neubeginn im Tierkreis. Als Widder preschen Sie los, ohne nach links und rechts zu sehen. **Ungezügelte Energie** pur. Sie setzen Impulse, ohne die Folgen durchzukalkulieren. Dafür sind andere Tierkreiszeichen zuständig und Kalkulation macht Ihnen auch keinen Spaß. Es geht nach vorne und das nonstop. Dabei sind Sie **schnell, dynamisch, mutig**. Keine Herausforderung kann Ihnen groß genug sein. Sie scheuen kein Risiko. Sie müssen der Erste sein, das ist ganz wichtig. Das kann sich in einem rücksichtslosen

Vordrängeln zeigen oder in beeindruckenden **Initiativen** und **Pilotprojekten**.

Als Widder brauchen Sie **Aktivität**, Bewegung, auch körperlich durch **Sport**. Sonst staut sich Energie an und kann in Aggressivität umschlagen. Widder symbolisiert ein gehöriges Maß an **sexuellem Trieb** und den Drang, zu erobern.

Wenn Sie Ihre Vitalität und Lebenskraft steigern und an Selbstbewusstsein gewinnen wollen, brauchen Sie einen Neubeginn oder müssen voller Tatkraft etwas durchsetzen. Jede Routine und Gleichförmigkeit lähmt Sie und lässt Ihre Initiativkraft verkümmern.

Starten Sie stattdessen mit einer neuen Aktion, nehmen Sie eine Herausforderung an, fechten Sie Ihre Interessen und Ziele durch, stampfen Sie eine berufliche Selbständigkeit oder ein Unternehmen aus dem Boden, setzen Sie sich durch und überholen Sie Ihre Mitbewerber mit neuen Methoden und Ideen.

Vielleicht liegt es Ihnen mehr, die Wohnung zu renovieren, ein Buch zu beginnen als Leser oder Autor, Neuland auf Reisen zu betreten oder sich im Fitnessstudio anzumelden.

Das schnellste und einfachste Mittel, wieder in Ihre Kraft zu kommen, ist körperliche Bewegung und Sport. Auch Sex bringt Ihre Lebendigkeit wieder in Wallung und stärkt Ihr Selbstvertrauen. Wichtigste Botschaft: Gehen Sie nach vorne!

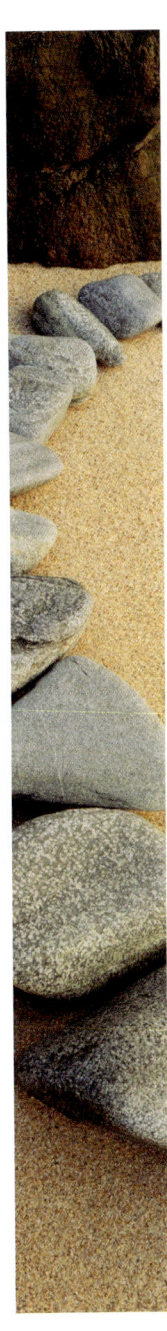

Entwicklungsstufen des Widders

I.

Mit dem Kopf durch die Wand
Aggression pur
Brutaler Sex
Schlägertyp

II.

Muskelprotz
Metzger
Wutanfälle mit Schreien
Mit dem Auto rasen
Sexualität als reine Abreaktion
Choleriker

III.

Sportfetischist
Metallarbeiter
Mutige, undurchdachte Aktionen
Streithahn, Ellenbogentaktiker
Leidenschaftliche Sexualität
Hitzkopf

IV.

Kampfsportler
Chirurg, Zahnarzt
Kontrollierte Wut
Initiativkraft und Pilotprojekte für persönliche
    und überpersönliche Ziele
Lustvolle Sexualität mit Gefühl und Herz
Kämpfernatur mit Plan und neuen Ideen

Krankheitsdispositionen und Psychosomatik des Widders

Körperliche Zuordnungen

- Kopf
- Zähne
- Nägel
- Skelettmuskulatur
- Galle
- Penis, Klitoris
- Blut (Erythrozyten)
- Adrenalin, Testosteron
- Abwehrsystem

Krankheitsdispositionen

- Erkrankungen des Kopfes
- Kopfschmerzen; Migräne
- Nasenbluten
- Entzündungen oder Operationen im Kopfbereich, besonders Kiefer und Zähne
- Sinusitis (Nasennebenhöhlenentzündung)
- Gallenblasenentzündung, Gallensteine
- Schnittverletzungen
- Erkrankungen der Skelettmuskulatur, von Penis und Klitoris
- Tumore in den Entsprechungsbereichen
- Schwäche oder Überreaktion des Abwehrsystems

Psychosomatik

Das Feuer Ihrer Widder-Sonne kann zu stark oder zu wenig lodern. Ein Übermaß an Aktivität und dem Drang, sich durchzusetzen und zu siegen, kann sich in **Entzündungen** und **Fieber** niederschlagen. Die übermäßige, innere Hitze verschafft sich ein Ventil nach außen über den Körper. Eine weitere Möglichkeit der Abreaktion von zu viel Energie sind **Schnittwunden**. Bringen Sie sich diese unabsichtlich selbst bei, spielt ein unbewusstes selbstverletzendes Moment mit. Die übermäßige oder angestaute bzw. unter Kontrolle gehaltene Aggression richten Sie gegen sich selbst. **Kopfschmerzen** haben viele mögliche Ursachen, die immer ärztlich abgeklärt werden müssen. Aus astromedizinischer Sicht spiegeln sie einen Stau an Wut oder nicht gelebter Sexualität. Auch Verbissenheit kann zu Spannungskopfschmerzen führen.

Bei **blutigen Verletzungen** verlieren Sie Vitalität. Eigentlich wollen Sie etwas Neues starten, sich behaupten, Ihrer sexuellen Lust folgen, Ihre Wut zeigen oder die Welt erobern. Stattdessen werden Sie geschwächt, halten sich zurück, richten die Dynamik gegen sich selbst und verlieren dazu noch Lebenskraft.

Wichtig ist in solchen Momenten eine weitere Widder-Qualität: Ehrlichkeit zu sich selbst und zu anderen. Wem oder was gehen Sie aus dem Weg? Was haben Sie davon, dass Sie geschwächt sind? Wie können Sie dieses Ziel auch anders erreichen? Was würden Sie gerne tun und in Angriff nehmen, wenn Sie im Besitz Ihrer vollen Kraft wären? Wird Ihre Widder-Energie durch Krankheit abgeschwächt, ist es vielleicht gerade eine Zeit, in der Sie schonender mit sich umgehen, sich zurückhalten und sammeln sollten, bevor Sie in einer anderen, gewandelten Art losstürmen.

Erkrankungen der **Gallenblase** sind immer ein Hinweis darauf, mit Wut und Aggressionen anders umzugehen: Bei der Entzündung geht es um die akute Unterdrückung von Aggression. Bei den Gallensteinen stauen sich viele nicht gezeigte, in sich hineingefressene Wutanfälle an, die zu einer festen Form geworden sind.

Aggression und sich Durchbeißen sind auch das Thema von Erkrankungen des **Kiefers und der Zähne**. Dasselbe gilt für die **Nägel** im Sinne von Krallen, mit denen Sie archaisch gesehen angreifen oder sich nehmen, was Sie wollen. Beim Abknabbern der Nägel, knabbern Sie symbolisch auch Ihre Aggression und Durchsetzungskraft ab.

Erkrankungen an **Penis oder Klitoris** beschneidet die Möglichkeit, Lust und Befriedigung beim Sex zu erfahren. Stellen Sie sich die Fragen nach dem Warum: Zu viel davon und es braucht eine Pause? Der falsche Partner? Eine Phase, in der mehr Distanz in der Beziehung anliegt? Eigentlich wollen Sie beim Sex etwas anderes? Angst, noch mehr die Kontrolle zu verlieren, und erst mal wieder Raum für sich selbst brauchen?

Ihr Körper befindet sich jeden Moment im Kampf gegen Fremdkörper und Krankheitserreger. Ihre Widder-Kraft ist auch für ein funktionierendes Abwehrsystem zuständig. **Immunschwäche** symbolisiert Mangel an Kampfgeist insgesamt. **Autoimmunerkrankungen** stehen für den Kampf gegen sich selbst. **Allergien** auf Körperebene zeigen eine überdimensionierte Aversion und Überempfindlichkeit gegen die Außenwelt an. Hier sind wichtige Fragen: In welchen Situationen und in Gegenwart welcher Person oder Menschengruppe werden sie vor allem ausgelöst? Wogegen sind Sie in Wirklichkeit empfindlich? Was möchten Sie eigentlich bekämpfen? Wo wäre es wichtig, eine Grenze zu setzen und Nein zu sagen? Wie erreichen Sie das, was Sie „mit der Hilfe" des allergischen Anfalls erreichen (Rückzug, zu Hause bleiben können, Körperkontakt und Sex ausweichen, sich nicht aktiv durchsetzen müssen usw.) durch eine Veränderung Ihres Verhaltens? Wie sieht diese andere Art, zu handeln oder zu reagieren, konkret für das nächste Mal in dieser Situation aus?

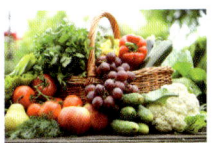

Gesundheitstipps für den Widder

Ernährungstherapie

Bei **Aggressionen** sollten Sie viel Flüssigkeit zu sich nehmen. Trinken Sie stilles Mineralwasser, kalten oder lauwarmen Tee und legen Sie Ihren Nahrungsschwerpunkt auf frisches Gemüse und saisonales Obst. Meiden Sie weitestgehend Kaffee, essen Sie keine scharfen Gewürze und nur wenig Fleisch.

Bei **Abwehrschwäche** sollten Sie die Vitamin C-Versorgung sichern, am besten in natürlicher Form über die Nahrung in Obst (Acerolabeeren, Sanddorn, schwarze Johannisbeeren, Gojibeeren, Orangen, Grapefruit, Zitronen, Kiwi, Ananas, Mango, Papaya) oder Gemüse (Broccoli, Blumenkohl, Grünkohl, Rosenkohl, Paprika, rohes Sauerkraut, Petersilie, Kresse, Erbsen, grüne Bohnen, Kartoffeln) oder zusätzlich als Sanddornsaft und Produkte mit natürlichem Vitamin C (z. B. Acerola- oder Aronia-Pulver). Das Vitamin ist hitzeempfindlich, deshalb das Obst und Gemüse möglichst roh verzehren. Nicht empfehlenswert ist isolierte, synthetisch hergestellte Ascorbinsäure.

Ein Großteil der Immunzellen befindet sich im Darm. Sie schützen die Schleimhaut davor, dass sich Krankheitserreger auf ihr ansiedeln, und wirken antibiotisch auf die Keime. Am besten für Ihre Darmgesundheit eignen sich eine ballaststoffreiche, basische Ernährung und die kurweise Darmsanierung mit der Anwendung von Probiotika (z. B. Symbioflor).

Widder korrespondiert mit dem Spurenelement **Eisen.** Es findet sich vor allem in Weizenkleie und -keimen, Hirse- und Haferflocken, Schwarzwurzeln, Spinat (auch die Stiele), getrockneten Aprikosen, Mandeln, Haselnüssen, Para- und Erdnüssen, Leber, Leberwurst, Ente, Rindfleisch, schwarzen Johannisbeeren.

Nägel brauchen neben der Beobachtung psychischer Hintergründe oder dem Abklären von Stoffwechselerkrankungen das Vitamin **Biotin**, z. B. in Leber, Sojaprodukten, Hasel- und Walnüssen, Lachs, Eigelb, Haferflocken, Hefe, ungeschältem Reis und Pilzen, **Zink** in Fischen, Meeresfrüchten, Vollkornprodukten, Haferflocken, Cashew- und Paranüssen, Kuhmilch und ihre Käsesorten, und Silicium (Kieselsäure) in Gerste, Dinkel, Hirse und Kartoffeln.

Bei **Gallebeschwerden** fettige Speisen, Hülsenfrüchte, Kohl, Kaffee und Alkohol meiden. Unterstützend zur Vermeidung von Gallensteinen wirken Lecithin (Sojaprodukte, Eigelb, Weizenkeime, ungesalzene, rohe Nüsse, z. B. Walnüsse), Rettich und Früchte mit viel Vitamin C. Gallensekretionsanregend wirken Artischocken.

Für Ihre **Zahngesundheit** sollten Sie auf Süßigkeiten möglichst verzichten und sich auch mal sehr feste Nahrung (härteres Brot, knackiges Obst und Gemüse) zumuten. Durch kräftiges Kauen wird die Produktion des Speichels angeregt, der zur Vorverdauung der Kohlenhydrate und Neutralisation der entstehenden Säuren gebraucht wird. Nach dem Genuss säurehaltiger Nahrung (Fruchtsäfte, Früchte), die den Zahnschmelz angreifen kann, sollten Sie den Mund mit lauwarmem Wasser ausspülen. Ihre Zähne erst nach einer halben Stunde putzen, da sonst die angegriffene Zahnoberfläche durch das Bürsten zusätzlich geschädigt wird.

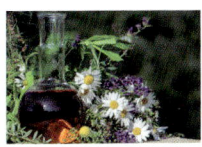

Naturheilkundliche Tipps für den Widder

Heilpflanzen

- Calendula als Tinktur und Salbe (Schnittwunden)
- Gewürznelke (Zahnschmerzen, zwischen Backe und betreffenden Zahn, auch darauf kauen zur Freisetzung des ätherischen Öls)
- Eisenkraut, Holunder, Schlüsselblume, Sauerampfer, Enzian (= Sinupret bei Sinusitis)
- Eukalyptus, Myrte, Orange, Zitrone (= Gelomyrtol bei Sinusitis)
- Wasserdampfbad mit Eukalyptus, Thymian oder Kamille (Sinusitis)
- Brennnessel als Tee, in Smoothies, als Suppe, Gemüse oder Pulver (Eisenmangel, Immunschwäche, brüchige Nägel)
- Echinacea als Tropfen oder Tabletten (Abwehrschwäche)
- Ackerschachtelhalm (Zinnkraut) (Anwendung bei bruchigen Nägeln: Das Zinnkraut über Nacht in kaltem Wasser einweihen lassen und anschließend 20 bis 30 Minuten kochen.)
- Mariendistel als Kapseln oder Tonikum, Erdrauch als Tee oder Kapseln, Löwenzahn frisch oder als Frischpflanzenpresssaft, Pfefferminze als Tee oder Tinktur, Wermut als Tee nach dem Essen, Kurkuma als Gewürz (bei Gallenbeschwerden)
- Baldrian, Melisse als Tee, Kapseln oder Badezusatz (Beruhigung)

Homöopathie

- Ferrum phosphoricum (bei beginnender Entzündung, Fieber)
- Aconitum, Apis, Belladonna, Gelsemium, Pyrogenium (Fieber)
- Staphisagria, Belladonna, Lachesis, Glonoinum (Kopfschmerzen)
- Calendula (Wundheilung, Entzündungen, mit Staphisagria und Arnica nach Zahnoperationen)
- Chamomilla (Gereiztheit, besonders bei Schmerzen, Zahnschmerzen, Zahnungsschmerzen bei Kindern)
- Arnica (nach Operationen und Verletzungen, Blutergüsse)
- Millefolium (hellrote Blutungen)
- Aceticum acidum, Arnica, Elaps, Hamamelis, Phosphorus (Nasenbluten)
- Hepar sulfuris calcareum (Sinusitis)
- Aconitum (Sinusitis nach Kälte und Zugluft)
- Hepar sulphuris, Tarentula cubensis (Eiterungen)

Schüßler-Salze

- Nr. 3 Ferrum phosphoricum D12 (am Beginn einer Entzündung, vor allem virale Infekte, bei frischen Verletzungen, zur Verbesserung der Sauerstoff-Versorgung im Körper)
- Nr. 7 Magnesium phosphoricum D6, ganz akut, 10 Tabletten in heißem Wasser auflösen, schluckweise trinken (Kopfschmerzen, Migräne, Muskelkrämpfe und -verspannungen, Zahnungsschmerzen bei Kindern)
- Nr. 8 Natrium chloratum D6 (bei Fließschnupfen, 10 bis 20 Tabletten)
- Nr. 9 Natrium phosphoricum D6 (bei oder zur Vorbeugung von Muskelkater, kurz vor dem Sport mehrere Tabletten)
- Nr. 11 Silicea D12 (brüchige Nägel)

- Nr. 12 Calcium sulfuricum D6 (chronische Entzündungen)
- Nr. 21 Zincum chloratum D12, Nr. 36 Zincum sulfuricum D12 (Stärkung des Immunsystems, Wundheilung)
- Nr. 26 Selenum D6 (bei Infektanfälligkeit und chronischen Entzündungen)
- Nr. 27 Kalium bichromicum D6 (akute Sinusitis)

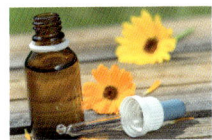 # Feinstoffliche Heilweisen

Blütenessenzen

- Centaury (für mehr Durchsetzungsvermögen)
- Impatiens (bei zu großer Ungeduld)
- Walnut (Unterstützung bei Neuanfängen)
- Arnica (Verletzung, Operation, bei Schock nach Trauma)
- Basil (Angst vor Sexualität, Dilemma zwischen Spiritualität und sexuellem Trieb)
- Chamomile (bei zu krampfhaftem Wollen)
- Dandelion (Loslassen von körperlichen Verspannungen)
- Echinacea (Abwehrkräfte in schwierigsten Situationen, auch um Ihre Würde zu wahren)
- Garlic (energetischer Schutz und Stärkung der Abwehrkräfte)
- Lavender (zur Beruhigung, Entspannung)
- Manzanita (Schwierigkeiten, in Ihrem Körper zu sein und ihn anzunehmen)
- Poison Oak (Überbetonung der männlichen Seite)
- Snapdragon (bei Kopfschmerzen und Aggression, falls nicht genügend Sexualleben)
- Star Tulip (Wiederkontakt mit Ihrer weiblichen Seite, falls zu viel männliche Energie)
- Sticky Monkeyflower (für den freien Fluss der sexuellen Kraft)
- Tiger Lily (bei zu viel Selbstbezogenheit)

Ätherische Öle

- Pfefferminze, Tigerbalsam (auf Stirn, Schläfen und im Nacken auftragen zur Entspannung bei Kopfschmerzen, Vorsicht: Nicht in Augennähe bringen)
- Ylang-Ylang (animalisch, erotisierend)
- Teebaumöl (äußerliche Anwendung bei Verletzungen und zur Desinfektion)
- Majoran (sexuell dämpfend, wenn man gerade kein passendes Ventil hat)
- Pfeffer, schwarz (anregend)

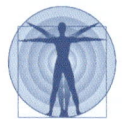 # Körper- und Energiearbeit
Akupressur bei Kopfschmerzen

Mit dem Zeigefinger kreisen oder Druck ausüben:
- In der Kuhle zwischen den Augenbrauen und der Nasenwurzel
- Rechts und links von der Nasenwurzel neben den Augen (nur Druck)
- In der Mitte über den Augenbrauen
- An den Schläfen
- In der Kuhle hinter dem Ohrläppchen Druck auf den Schädelknochen
- Von der Mitte der Ohrmuschel ausgehend auf den Rand des Schädelknochens
- Ergänzungspunkt: Die Kuhle zwischen Daumen und Zeigefinger zwischen Daumen und Zeigefinder der anderen Hand kreisen.

Bioenergetik

Die Bioenergetik setzt Körperübungen mit speziellen Atemtechniken ein, die Muskel- und Gefühlsblockaden aufbrechen. Ziel des Arztes und Psychotherapeuten Dr. Alexander Lowen, der die Methode entwickelte, war es, den Menschen wieder in seinen Körper und seine Vitalität zurückzubringen. Die Übungen setzen festgehaltene Gefühle wie Wut und Traurigkeit frei. Ihre bisherige Verdrängung hat viel Energie gekostet und davon abgehalten, authentisch seine Gefühle zu zeigen und die Lebendigkeit des Körpers zuzulassen.

Grund für die Unterdrückung sind meist Anpassungsprozesse und Angst vor Veränderung. Werden Ihre Blockaden gelöst, steht Ihnen viel mehr Energie zur Verfügung, Ihr Körper wird beweglicher, der Stoffwechsel angeregt und die Atmung tief und leicht.

Auf seelischer Ebene fühlen Sie sich freier, selbstbewusster und wie neu geboren. Bioenergetik wird in Einzel-, Paar- und Gruppensitzungen durchgeführt. Therapeuten finden Sie bei www.therapeuten.de unter dem Suchwort: Bioenergetik nach A. Lowen.

Zwei einfache Übungen für Zuhause, um einen ersten Geschmack von der Methode zu bekommen und Ihren Körper zu lockern:

Stellen Sie Ihre Füße schulterbreit auseinander. Gehen Sie etwas in die Knie. Atmen Sie ganz normal weiter und entspannen Sie sich. Sie brauchen ab jetzt nichts mehr zu tun, außer loszulassen, geschehen zu lassen, was passiert. Ihr Körper weiß genau, was er braucht, an Zittern und Bewegung. Übergeben

Sie ihm die Führung. Effektiv ist es, wenn Sie die Übung täglich mindestens 5 Minuten machen.

Für die Entspannung der Kiefermuskulatur können Sie beim Sitzen Ihren Unterkiefer langsam nach vorne schieben, dann langsam nach links, soweit Sie können, dort bleiben und auf 5 zählen, dann langsam zurück in die Mitte, kurze Pause und weiter langsam nach rechts, soweit Sie können, dort bleiben, auf 5 zählen, und wieder zurück in die Mitte.

Wiederholen Sie diese Übung mindestens 6-mal oder so oft Sie gerne möchten. Von der Entspannung der Kiefermuskulatur profitiert Ihr ganzes Wesen. Wut und Aggression werden bei regelmäßiger Übung auf einfache Weise gelöst und müssen weniger durch Zähneknirschen in der Nacht abgebaut werden. Sie werden ruhiger.

Das Praktische ist, dass Sie sie beim Lesen, Fernsehen, im Internet Surfen und Spazierengehen usw. einbauen können.

Beckenbodentraining/PC-Muskel-Training

Der Musculus pubococcygeus (kurz: PC, zu dt.: Scham-Steißbein-Muskel) gehört zur Muskelgruppe des Beckenbodens, die die weiblichen und männlichen Geschlechtsorgane in diesem Bereich umgeben. Sie können ihn fühlen, wenn Sie am Ende des Harnlassens den Urin kurz stoppen. Der PC-Muskel wird dabei angespannt.

Diese Übung stärkt diese Muskulatur im Genitalbereich. Der gesundheitliche Vorteil ist der Erhalt der Harn- und Stuhlkontinenz bis ins hohe Alter und die Vermeidung einer Gebärmuttersenkung. Ein für den Widder passender Vorteil ist ein intensiveres Lustempfinden bei der Sexualität. Die Vagina kann den Penis fester umschließen und besser massieren. Der Mann bekommt mehr Kontrolle über seinen Samenerguss und kann ihn zunehmend bewusst steuern und hinauszögern.

Wichtig ist das regelmäßige Üben. Da es gut tut und nur kurze Zeit dauert, fällt es leicht, die Übung in den Alltag zu integrieren. Sie kann eigentlich immer und überall durchgeführt werden. Besonders angenehm ist es in entspannter Rückenlage:

Einatmen, Atem anhalten, beide Schließmuskel (von Harnröhre und Anus) kontrahieren und dabei, je nachdem wie es gut für Sie ist, auf 5 bzw. 10 zählen. Jetzt ausatmen, dabei die Muskeln wieder entspannen. Einatmen, Atem anhalten, Muskeln kontrahieren und auf Ihre gewählte Zahl zählen, Ausatmen, dabei die Muskeln entspannen. Diese Übung wird 12-mal oder so oft Sie möchten, ausgeführt. Mit zunehmender Übung können Sie die Zeit der Kontraktion steigern.

Atemübung: Der Leber-Laut

Zum Abbau von Wut und Aggression und zur Stärkung der Leber, hier als Ort der Bildung von Galleflüssigkeit, eignet sich sehr gut der Leber-Laut, eine einfache und schnell durchzuführende Atemübung innerhalb der **„Heilenden Laute" aus dem Tao-Yoga von Mantak Chia.** (Weiterführende Literatur dazu siehe im Anhang auf Seite 231),

Sie finden eine Anleitung zu allen 6 heilenden Lauten unter youtube.de, Suchbegriff: „Mantak Chia, die 6 heilenden Laute"

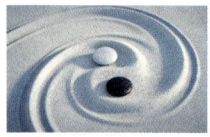

Seelenarbeit

Seelenreise zu Ihrer Widder-Energie

Bringen Sie sich in einen entspannten Zustand und stellen Sie sich vor Ihrem inneren Auge eine weiße Leinwand vor (oder eine Landschaft – wie Sie mögen). Lassen Sie nun das Bild Ihrer Widder-Kraft entstehen, Ihren Körper, Ihre Ausstrahlung, Ihre Bewegungen, Ihren Geruch, Ihre Energie. Betrachten Sie sich genau, lassen Sie sich im Alltag agieren, kämpfen, streiten und die Welt erobern bzw. genau das tun, fühlen und denken, was Sie gerade wollen. Wie verhalten Sie sich?

Wenn Ihre Widder-Kraft richtig zum Leben erwacht und sich gezeigt hat, beginnen Sie ein Gespräch mit ihr. Fragen Sie, was sie sich von Ihnen wünscht, so dass sie mehr oder anders in Ihrem Leben in Erscheinung treten kann. Fragen Sie sie bei Bedarf um Rat oder teilen ihr Ihre Wünsche mit.

Oder lassen Sie einfach ein Gespräch entstehen, ohne bestimmtes Ziel.

Nehmen Sie diese Energie nun vollkommen in sich auf, werden Sie Ihre Widder-Kraft ganz bewusst, fühlen Sie sich durch sie neu beseelt und gestärkt. Kommen Sie mit dieser neu gewonnenen Kraft in den Alltag zurück. Öffnen Sie dazu die Augen und atmen Sie mehrmals tief durch.

Malthemen

- Mein inneres Feuer
- Der Kampfgeist in mir
- Mein Körper (das Gefühl zu ihm)
- Meine sexuellen Träume

Meditationen

Nutzen Sie Körpermeditationen jeder Art. Dabei ist es unerheblich, ob Sie diese strukturiert oder frei durchführen. Zum Beispiel indem Sie 30 Minuten täglich zur gleichen Zeit auf dieselbe Musik tanzen.

Kampfsport, z. B. Kendo oder Karate

In Unterscheidung zu Iaido, der Kunst des Schwert*ziehens*, spricht man beim Kendo auch von dem Weg des Schwert*kampfes*. Bei der Kampfkunst aus Japan wird mit dem Shinai, einem Bambusschwert gefochten. Die beiden Gegner begegnen sich im Kampf in einer Art leichter Ritterrüstung mit Gesichtsschutz.

Kampfkünste ohne Waffen entstanden oft aus dringenden Notwendigkeiten heraus. Da ein abgeschiedenes Kloster sich vor Eindringlingen schützen musste (z. B. das chinesische Shaolin) oder weil auch eine Abwehr bei Waffenverbot notwendig war, wie es auf der Insel Okinawa der Fall war. Nachdem Okinawa erobert worden und der Besitz von Waffen verboten war, musste der Körper selbst zur Waffe gehärtet und umfunktioniert werden, um sich von der Belagerung befreien zu können. Aus dieser Notsituation ist das Karate entstanden.

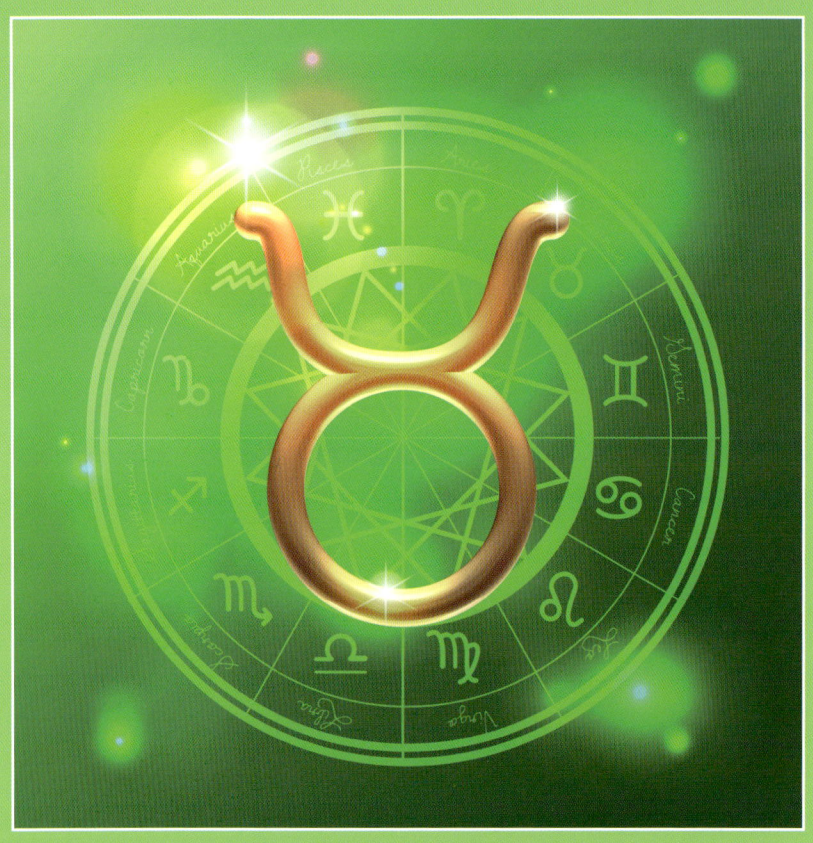

„Vitalität zeigt sich nicht nur in der Fähigkeit zu beharren, sondern auch in der Fähigkeit, noch einmal von vorn anzufangen."

Francis Scott Fitzgerald, Schriftsteller

Tierkreiszeichen Stier

20.04. bis 21.05.

Sicherheit – Finanzen – Besitz – Routine – Genussfreude

Lebensmotto: Ich verfüge über Besitz, also fühle ich mich sicher. Das Leben soll so bleiben, wie es ist.

Lebenselixier: Werte schaffen und sichern. Abgrenzung, Ihr Revier abgesteckt haben.

Lichtseite: Fähigkeit, Ihre Qualitäten und Ihren Wert zu erkennen und adäquat in Geld umzumünzen. Sich eine sichere finanzielle Basis schaffen können. Routine und Festigkeit entwickeln. Genussfreude an Essen und Trinken.

Schattenseite: Geiz, auf Ihrem Geld und Ihrem Besitz sitzen, Armut, Schulden, hohes Trägheitsmoment, das sich gegen jede Bewegung und Veränderung stemmt, Inflexibilität, festgefahren in überholten Routineabläufen.

Der Stier ist die **stoische Ruhe** selbst, die sich aus einem **abgesättigten Sicherheitsgefühl** heraus einstellt. Das Eigenheim ist abbezahlt, die Vorratskammern sind gefüllt, der Tisch ist reichlich gedeckt. Das Leben ist schön und so soll es auch immer sein. Als Stier brauchen Sie Gleichförmigkeit und **verlässliche Routine**, um sich wohl zu fühlen. Sie blühen auf, wenn Ihr Bankkonto gefüllt ist und Sie andere **bewirten** und mit Köstlichkeiten umsorgen können. Als Besitz können auch seelische und geistige Werte wahrgenommen werden und ein Sicherheitsgefühl vermitteln. An erster Stelle stehen jedoch der **materielle**

Besitz und greifbare Güter. Die möchten Sie genießen und es sich auf dem sündhaft teuren Designersessel bei einem Bierchen oder einem sehr guten Rotwein bequem machen. Neben den **kulinarischen Genüssen** widmen Sie sich auch gerne den sinnlichen Freuden des Lebens.

Wenn Sie Ihre Vitalität und Ihr Selbstbewusstsein stärken wollen, gehen Sie am besten einkaufen oder gut essen. Sich eine Delikatesse nach der anderen gönnen zu können, trägt sehr zu Ihrem Wohlbefinden bei. Auch der Kauf einer neuen Sitzgruppe fürs Wohnzimmer oder der Abschluss eines Bausparvertrags sowie verschiedenster Versicherungen lässt Ihr Herz höher schlagen. Gemütlichkeit und Sicherheit, ein geregeltes Einkommen in einem unkündbaren Job mit komfortabler Rente bringen Ruhe in Ihr System, nähren Ihr Selbstvertrauen und geben Ihnen Lebenskraft.

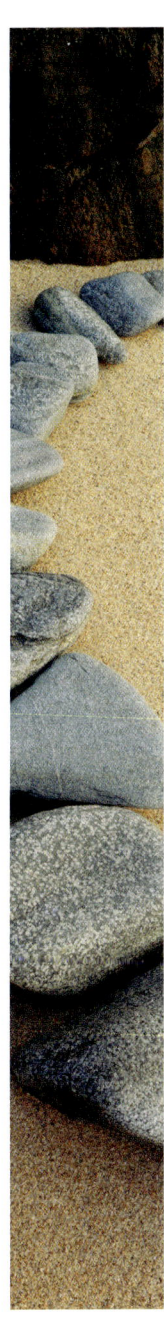

Die Entwicklungsstufen des Stiers

I.
Unbeweglichkeit
Massives Übergewicht
Unmäßiges Essen
Biergelage
1. Sparbuch
Kegelbruder

II.
Trägheit
Übergewicht
Die Schlacht am kalten Buffet
Das abendliche Bierchen
Befristeter Vollzeitjob
Trinkfeste Hausgemeinschaft

III.
Bequemlichkeit
Bierbauch
Volle Vorratskammern, üppige Speisen
Rotweintrinker
Unbefristete Anstellung, Eigentumswohnung
Der Gastgeber

VI.
Gemütsruhe
Rubensfigur
Feinschmecker
Gut sortierter Weinkeller, erlesene Hausbar
Beamter oder reicher Unternehmer
Eigene Villa
Besitzer eines Gourmet-Tempels, 5-Sterne-Koch

Krankheitsdispositionen und Psychosomatik des Stiers

Körperzuordnungen

– Hals
– Nacken
– Rachen
– Mandeln
– Speiseröhre
– Schilddrüse
– Lippen und Mund in ihrer Funktion der Nahrungsaufnahme
– Speicheldrüsen

Krankheitsdispositionen

– Lippenherpes und Verletzungen der Lippen
– Erkrankungen der Zunge
– Entzündungen der Mund- und Rachenschleimhaut und des Zahnfleisches, Aphten
– Angina tonsillaris, Diphterie
– Entzündungen und Steinbildungen in den Speicheldrüsen
– Über- oder Unterfunktion der Schilddrüse, Struma (Kropf), Morbus Basedow, Hashimoto-Schilddrüsenentzündung
– HWS-Schleudertrauma
– Übergewicht, Cellulite
– Tumore

Psychosomatik

Stier spricht für die Fähigkeit und das Verlangen, gut zu essen und zu trinken. Sie wollen sich die köstlichen Speisen und letztendlich das ganze Leben auf der Zunge zergehen lassen und danach einverleiben. Es ist genauso Ihr Besitz wie alles andere. **Entzündungen der Mundschleimhaut** schränken die Genussfreude erheblich ein. Was gönnen Sie sich nicht im Moment? Oder vielleicht sollten Sie das Thema, sich mit kulinarischen oder anderen Genüssen zu verwöhnen, mehr in Ihr Leben aufnehmen? Ist es gerade zu viel oder zu wenig davon?

Das Zahnfleisch gibt Ihren Zähnen, Ihrem Biss im Leben Halt. In Zeiten der Unsicherheit und großer Veränderungen, die Ihnen als Stier ohnehin nicht liegen, kann auch das Zahnbett für neue Wege oder Selbstbehauptung an Festigkeit verlieren. Es kommt zu **Entzündungen oder Rückgang des Zahnfleischs** (Gingivitis, Paradontitis). Die Speicheldrüsen geben den Saft für die erste Verdauung, lösen Geschmacksstoffe aus der Nahrung und machen sie gleitfähig zum Schlucken.

Entzündungen oder Steine der Speicheldrüsen verringern die Freude beim Essen und es fehlt der Saft, um zu schmecken und die Nahrung weiterzuleiten. Was möchten Sie sich eigentlich gar nicht einverleiben? Was möchten Sie haben, aber dann doch nicht? Warum verwehren Sie sich, dass Ihnen das Wasser im Mund zusammenläuft? Was möchten Sie besser „ungeschmeckt" aufnehmen? Speichel neutralisiert auch die Säuren, die Sie aufnehmen oder die sich aus Zucker nach dem Essen bilden. Fehlt dieser Speichel, erhöht sich das Risiko für Zahnkaries.

Im Rachen bilden die Mandeln einen Immunschutzwall für alles, was von außen in den Körper kommt. Bei einer **Mandelentzündung** (Angina) ist dieser Schutzwall überfordert bzw. er reagiert mit einer Abwehrreaktion: Entweder es ist zu viel oder das Falsche, das im Moment (auch symbolisch) in den Mund kommt und in Besitz genommen wird. Ihr Körper sagt Nein. Es muss abgewogen werden zwischen „Habenwollen" (Gier, Besitzstreben) und den Anteilen in Ihnen, die ganz anderer Meinung sind. Was wollen Sie partout nicht schlucken oder in Ihr Leben aufnehmen?

Eine **Über- oder Unterfunktion der Schilddrüse** verursachen erhöhte oder herabgesetzte Stoffwechsel- und Kreislauffunktionen. Entweder es herrschen Unruhe, Nervosität, innere Hitze mit Schwitzen, Überaktivität und Gewichtsabnahme oder das Gegenteil: Müdigkeit, Gewichtszunahme, Kältegefühl, Trägheit und depressive Verstimmung.

Die **Hashimoto-Schilddrüsenentzündung** führt zur Zerstörung des Gewebes und langfristig zur Unterfunktion. Diese bremst aus und bringt die stoische, irgendwann lähmende Ruhe ins Leben, von der man offenbar mehr braucht und sie nicht freiwillig herstellen wollen. Bei der Überfunktion werden Stoffwechsel, Kreislauf und der ganze Mensch krankhaft stark angekurbelt und auf Hochtouren gebracht. Hier muss das tiefe Bedürfnis nach Gleichförmigkeit ohne jede Veränderung des Stier-Anteils in Ihnen zugunsten von Lebendigkeit ausgeglichen werden.

Ein **Kropf** kann Zeichen von Festhalten und Geiz sein oder dafür, den Hals nicht voll genug bekommen zu können.

Ein **HWS-Schleudertrauma** reißt Sie schlagartig aus Ihrer gewohnten Umlaufbahn und will Sie auf ganz neue Wege führen.

Neben dem Thema Aufnahme und In-Besitz-Nehmen ist die finanzielle Situation, die heute gleich bedeutend mit Sicherheit gesetzt wird, ein wichtiger Faktor bei der Entstehung von Krankheiten bei Stieren.

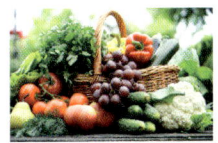

Gesundheits-Tipps für den Stier

Ernährungstherapie

Um die Schilddrüsenfunktion sicherzustellen, muss eine ausreichende Versorgung mit dem Ausgangsstoff **Jod** stattfinden. Jodhaltige Lebensmittel kommen in erster Linie aus dem Meer: Seefische (Seelachs, Kabeljau, Schellfisch) und Meeresfrüchte (Muscheln, Garnelen) sollten 1- bis 2-mal wöchentlich auf Ihrem Speiseplan stehen. Da auch Tiere Jod brauchen, wird heute das Tierfutter mit Jod angereichert und gelangt durch Fleisch, Milch und Milchprodukte auch auf unseren Tisch. Obst und Gemüse liefern keine nennenswerten Mengen an dem Spurenelement. Zur weiteren Versorgung tragen die Verwendung von Jodsalz und der Kauf von mit Jodsalz hergestellten Nahrungsmitteln bei.

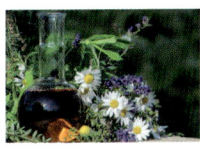

Naturheilkunde

Heilpflanzen

- Salbei, Thymian (Salviathymol), Kamille (Kamillosan), Myrrhe, Zistrose (Gurgellösung), Propolis-Mundwasser und -Gurgelmittel (Entzündungen im Mund- und Rachenraum), Salviathymol (verdünnt als Mundspül- und Gurgelwasser oder pur bei kleinen entzündeten Stellen im Mundbereich)
- Kamille-, Eichenrinden- und Betonienkrauttee zum Spülen bei Zahnfleischentzündung
- Calendula-Tinktur zur Wundheilung
- Heidelbeerfrüchte (Mundspülung bei Zungenentzündung)
- Zahnpasta mit Propolis, Salbei und Kamille
- Isländisches Moos (jodhaltig, als Pastillen bei Schmerzen)

Homöopathie

- Belladonna, Phytolacca, Apis mellifica (Angina, Anfangs-phase, akute Zahnfleischentzündung)
- Calcium flouratum (chronische Zahnfleischentzündung)
- Mercurius solubilis (Entzündungen der 2. Phase, eitrige Entzündungen, Speicheldrüsenentzündungen)
- Ferrum phosphoricum (Rachen- und Kehlkopfentzündung)
- Apis, Argentum nitricum, Belladonna, Capsicum, Euphrasia, Hepar sulphuris, Mercurius solubilis (Halsschmerzen, Pharyngitis, Tonsillitis)
- Arnica, Bryonia, Hypericum, Natrium sulphuricum, Rhus toxicodendron, Ruta, Symphytum (Nackenverletzung)
- Sticta pulmonaria (Nackensteifheit)
- Amylemum nitrosum, Cicuta, Cyclamen (in der Schwanger-schaft), Hyoscyamus, Ignatia (Schluckauf)
- Cuprum metallicum, Hyoscyamus, Lac caninum, Nitricum acidum (Schluckbeschwerden)

Schüßler-Salze

- Nr. 12 Calcium sulfuricum D6 (Hashimoto-Thyreoiditis)
- Nr. 13 Kalium arsenicosum D6 (knotig vergrößerte Schild-drüse)
- Nr. 14 Kalium bromatum D6 (Schilddrüsenunterfunktion)
- Nr. 15 Kalium jodatum D6 (regulierend bei Über- und Unter-funktion der Schilddrüse)
- Nr. 22 Calcium carbonicum D6 (Verspannungen im Nacken, Kopfschmerzen, die vom Nacken ausgehen)

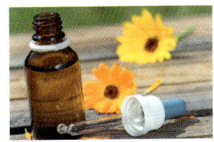

Feinstoffliche Heilweisen

Blütenessenzen

- Cayenne (aktivierend bei zu viel Stier-Gewichtigkeit)
- Hound's Tongue (Fixierung auf die materielle Ebene)
- Star Thistle (Geiz)
- Tansy (anregend bei zu viel Bequemlichkeit und Abwehr gegen Veränderung)
- Trillium (bei reiner Verhaftung in der materiellen Welt)

Ätherische Öle
- Moschus (sinnlich-erotisch-schwer, instinkthaft)
- Pfeffer (zur Aktivierung bei Bequemlichkeit und Trägheit)
- Salbei, Thymian, Eukalyptus (Halsentzündungen, zur Inhalation)
- Jasmin (schwerer weiblich-sinnlicher Duft)

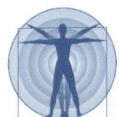

Körper- und Energiearbeit

Nackenentspannung

Setzen Sie sich bequem und aufrecht hin. Lassen Sie Ihren Kopf ganz langsam nach vorne fallen. Lassen Sie bei jedem Ausatmen den Kopf noch etwas mehr los und noch weiter Richtung Hals fallen. Nicht einmischen, nichts erzwingen, einfach loslassen. Dann den Kopf wieder ganz langsam (!) heben und in gleicher Weise vorsichtig nach hinten in den Nacken fallen lassen. Auch hier bei jedem Ausatmen den Kopf ein bisschen tiefer fallenlassen. Den Kopf vorsichtig und langsam wieder heben und die gleiche Übung zur rechten und zur linken Seite hin wiederholen. Führen Sie diese Übung ganz langsam und behutsam aus.

Hatha-Yoga

__Kerze__ **(Schulterstand)** zur Regulierung der Schilddrüsenfunktion, streckt die Wirbelsäule und gilt als Jungbrunnen

Ausführung
- Legen Sie sich auf den Rücken, die Arme liegen an der Seite des Körpers, Handflächen nach unten, die Beine sind geschlossen.
- Heben Sie die Beine langsam nach oben, bis sie sich im rechten Winkel zum Oberkörper befinden.
- Stützen Sie sich auf die Fingerspitzen so, dass sie mit dem Rest der Hand die Form eines Zeltes annehmen und heben Sie Ihren Po und den unteren Rücken und bewegen Sie sie so weit wie möglich Richtung Oberkörper und nach hinten (noch nicht nach oben!).
- Lassen Sie die Oberarme fest auf dem Boden und die Ellbogen dicht am Körper. Legen Sie die Hände an den Rücken als Stütze.
- Versuchen Sie mit den Händen so weit wie möglich in Richtung Rippen zu kommen.
- Dann heben Sie den Rumpf langsam nach oben. Wenn es Ihnen möglich ist, strecken Sie auch noch die Beine gerade nach oben. Wenn nicht, können Sie die Beine auch angewinkelt lassen.
- Gehen Sie bei der gesamten Übung vorsichtig, langsam und nicht ruckartig in der Bewegung vor.
- Bleiben Sie 30 bis 60 Sekunden in dieser Position. Mit der Zeit und regelmäßigem Üben können Sie sie immer länger einnehmen.
- Nicht bei Bluthochdruck durchführen.

Gesundheitswirkungen

- Durchblutungsförderung des Gehirns, der Wirbelsäule und des Beckens
- Regulierung die Schilddrüsenfunktion
- Linderung von Bronchitis und Asthma
- Förderung der Verdauung
- Streckung der Wirbelsäule
- Stärkung und Festigung von Nacken-, Rücken-, Bauch- und Beinmuskulatur
- Unterstützung bei Menstruationsbeschwerden und Hämorrhoiden
- Linderung von müden Beinen und Krampfadern

Aus der Stellung heraus gehen Sie über den **Pflug**:

Ausführung

- Bewegen Sie Ihre Beine aus der Stellung Kerze langsam nach unten hinter Ihren Kopf.
- Wenn Sie mit den Füßen nicht ganz auf den Boden kommen, ist das auch in Ordnung. Alternativ können Sie auch einen kleinen Hocker o. Ä. unter die Füße stellen, aber auch das ist nicht zwingend notwendig.

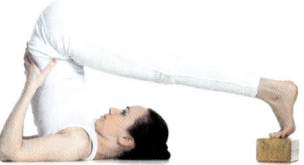

Gesundheitswirkungen

- Regulierung der Schilddrüsenfunktion
- Steigerung der Elastizität der Wirbelsäule
- Stärkung und Festigung der Bauchmuskulatur, Schenkel und Hüften
- Massage der inneren Organe
- Stärkung des Nackens

Zum Ausgleich folgt als Gegenbewegung der **Fisch**.

Ausführung
- Bewegen Sie Beine und Becken wieder Richtung Boden, wobei Sie Wirbel für Wirbel langsam abrollen.
- Die Beine liegen geschlossen auf dem Boden.
- Die Arme liegen direkt neben dem Körper, Handflächen nach unten. Bringen Sie sie unter Ihren Körper möglichst nahe zur Körpermitte
- Üben Sie etwas Druck auf die Unterarme aus, damit sich der Oberkörper nach oben bewegt und sich wie ein Halbkreis wölbt.
- Ihr Kopf folgt dieser Bewegung, legt sich in den Nacken und stützt sich auf dem Boden ab.

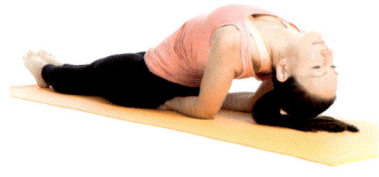

- Beine und Po bleiben auf dem Boden.
- Auch hier: Nicht bei Bluthochdruck durchführen.

Gesundheitswirkungen
- Dehnung und Mobilisierung des gesamten Oberkörpers
- Anregung des Kreislaufsystems
- Regulierung der Schilddrüsenfunktion
- Kräftigung der Armmuskulatur

Lymphdrainage, Massagen, die die Energie wieder zum Fließen bringen und für Bewegung und Veränderungen öffnen

Bürstenmassagen und Wechselduschen (warm-kalt-warm-kalt) gegen Cellulite und zur Kreislaufanregung

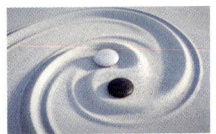

Seelenarbeit

Ihr Kraftort

Finden Sie einen Kraftort in der Natur, der Sie belebt und Ihre ureigene Kraft spüren lässt, den Sie immer besuchen können, um sich von der Ruhe und dem Grün nähren zu lassen. Er ist immer für Sie da.

Collage

Setzen Sie sich ein finanzielles Ziel. Gestalten Sie eine Collage, wie Ihr Leben aussieht, wenn Sie das Ziel erreicht haben. Fügen Sie in jede Situation auf der Collage Ihr Bild hinzu. Hängen Sie Ihr Werk an eine Stelle, an der Sie es oft sehen.

Malthemen

— Mein Eigenheim (in allen Details)
— Mein Revier (Ort oder Situation, wo Sie es gerade mehr abstecken möchten)
— Mein innerer Reichtum

Meditation

— **Meditationen mit den 4 Elementen der Natur**, zum Beispiel „Elemente-Rituale" von Rüdiger Dahlke.
— **Kunsthandwerkliche Betätigung**, zum Beispiel die Arbeit mit Ton, die Sie still über Ihrem Werk meditieren lässt.
— **Essen als Meditation:** Genüssliches Verspeisen einer Frucht, wobei Sie vollkommen wach und achtsam die Frucht langsam schälen, öffnen, riechen, einen Teil zum Mund führen, kauen, schmecken, genießen, schlucken.

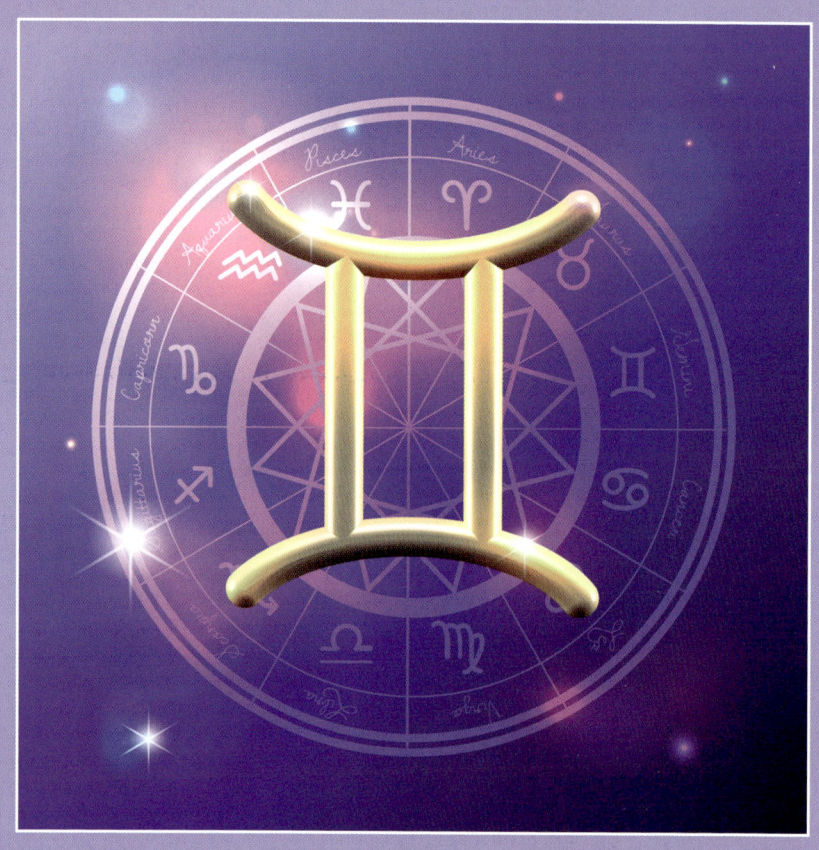

„Wir sind, was wir den-
ken. Alles, was wir sind,
entsteht aus unseren
Gedanken. Mit unseren
Gedanken formen wir
die Welt."

Buddha

Tierkreiszeichen Zwillinge

21.05. bis 21.06.

Denken – Lernen – Wissen – Kontakte knüpfen – Kommunikation

Lebensmotto: Ich denke, lerne und weiß sehr viel. Ich knüpfe Kontakte, tausche mich aus und kommuniziere auf allen Kanälen.

Lebenselixier: Wissen ansammeln und verbreiten. Sich sprachlich ausdrücken

Lichtseite: Leichtigkeit, Neugierde, Informationen aufnehmen und weitergeben, Kontaktfreude und Kommunikationstalent, Neutralität, beide Seiten einer Medaille sehen.

Schattenseite: Geschwätzigkeit, Oberflächlichkeit, Besserwisser

Als Zwillinge-Geborener sind Sie der **Kommunikationsexperte** und das wandelnde Lexikon im Tierkreis. Sie sind wissbegierig, erklärter Befürworter von **lebenslangem Lernen** und lieben es, Ihr Wissen weiterzugeben. Sie betrachten sich als Informationsbörse und haben alle verfügbaren Kommunikationsmittel und -möglichkeiten bei sich zu Hause in greifbarer Nähe. Alles, was Sie sonst noch brauchen, ist auf Ihrem Smartphone für unterwegs. Flatrates auf allen Kanälen sind selbstverständlich und unverzichtbar. Sie nehmen die Welt aus einer **Leichtigkeit** heraus wahr, flattern wie ein Schmetterling durch die geistigen Lande und **drücken sich gerne verbal oder schriftlich aus**. Kontakte sind ein weiteres Lebenselixier. Da Sie Tiefe und Emotionalität meiden, bleiben Sie geistig offen in alle Richtungen. Deshalb können Sie in Diskussionen beide Seiten der Medaille sehen und aufzeigen und eine **neutrale Haltung** einnehmen.

Wenn Sie Ihre Vitalität und Ihr Selbstbewusstsein stärken wollen, brauchen Sie **geistige Nahrung** und **regen Austausch**. Entweder Sie greifen zum Telefonhörer und führen stundenlange Gespräche oder Sie schreiben Mails, um alte Kontakte wieder zu aktivieren oder ein Treffen mit geistig interessanten Menschen zu vereinbaren.

Sie gehen zu einer Lesung, schreiben sich für einen Sprachkurs ein, vertiefen sich in ein tolles Buch oder bereiten selbst einen VHS-Kurs vor, in dem Sie Ihr Wissen zum Besten geben können. Belesen zu sein, Wissen parat und auf alles eine Antwort zu haben, baut Sie auf und hebt Ihr Selbstvertrauen. Vielleicht können Sie auch stolz auf eigene schriftstellerische Werke sein oder führen einen beliebten Literaturkreis mit spannenden, außergewöhnlichen Büchern.

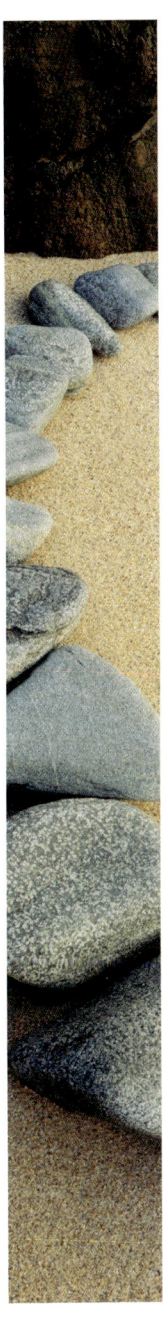

Die Entwicklungsstufen der Zwillinge

I.

Geistige Schlichtheit, unsortierte Gedanken
Plappermaul
Small-Talks mit jedem
Unkonzentriert, hippelig, ablenkbar beim Lernen
Wissen für den Alltagsgebrauch
Die geschwätzige Nachbarin

II.

Geistig Hans Dampf in allen Gassen
Redseligkeit
Viele oberflächliche Kontakte
Lernen ins Kurzzeitgedächtnis
Allgemeinwissen
Informationsbörse für alle

III.

Gut sortierte Ideen und Gedankengänge
Kommunikationstalent
Kontaktfreude im ausgewählten Umfeld
Lernen ins Langzeitgedächtnis
Gut informiert und Wissen in Fachthemen
Kursleiter

VI.

Geistige Klarheit, bewusste Entscheidung
Kommunikationsexperte
Geistig nährende und inspirierende Kontakte
Eigene, effektive Lernmethoden
Abgeschlossene Ausbildungen
    Journalist, Autor

Krankheitsdispositionen und Psychosomatik der Zwillinge

Körperzuordnungen

- Luftröhre
- Stimmapparat
- Bronchien, Lungen
- Rippenfell, Zwerchfell
- Arme und Hände
- Schultern
- Ohren als Aufnahmeorgan
- Hormone in ihrer Funktion als Botenstoffe
- Transportbahnen des Lymphsystems

Krankheitsdispositionen

- Heiserkeit (Dysphonie, Aphonie) aufgrund von Erkältung, Überanstrengung, chemische Reizung (z. B. Rauchen, Staub, Aerosole in Reinigungsmitteln), Tumoren, Lähmungen der Stimmbänder
- Bronchitis, Lungenentzündung
- Asthma
- Lungenemphysem
- Tuberkulose
- Sprachstörungen
- Gutartige und maligne Tumore der Bronchien und Lunge

*Von **Dysphonie** spricht man bei einer Stimmstörung, wie eine heisere, raue, belegte Stimme. Bei einer Aphonie, dem Stimmverlust oder der Stimmlosigkeit, kann man nur noch leise flüstern oder die Stimme ist ganz weg.*

- Entzündungen und Tumore des Ohrs
- Tinnitus, Hörsturz, Schwerhörigkeit
- Erkrankungen an Armen und Händen

Psychosomatik

Wenn Sie in Ihrem Kommunikationsdrang über das Ziel hinausschießen, kann sich das in **Heiserkeit bis Tonlosigkeit** niederschlagen. Vielleicht wollen Sie zu einer Sache auch einfach nichts mehr sagen und verlieren deshalb Ihre Stimme. Wenn Aggression und Emotionalität im Denken und in der Sprache mit im Spiel sind, spiegelt sich das in **Entzündungen im Atmungstrakt** wider. Entweder weil zu wenig Abstand und zu viel Selbstbezogenheit vorherrschen oder weil die Gefühle, Ihre Wut oder andere wichtige Belange nicht zum Ausdruck kommen dürfen. Thema ist der authentische Selbstausdruck über Wort und Schrift.

Emotionale Enge und das Empfinden, seelisch erdrückt zu werden, z. B. durch eine übermäßig behütende Erziehung und Fürsorge, können **Asthma** auslösen. **Allergisches Asthma** zeugt von dem Gefühl, sich in Ihrem Umfeld nicht wohlzufühlen und mithilfe des Anfalls, den Ort wechseln und auf diese Weise Nein sagen zu können. Vielleicht ist es auch die seelische Aversion gegen eine bestimmte Person, die Sie zu eng vereinnahmt, die diese Erkrankung auslöst.

Beim **Lungenemphysem** ist die Elastizität eines Teils der Lungenbläschen verloren gegangen. D. h., beim Ausatmen geht das Lungengewebe nicht mehr automatisch in seine Ursprungsform zurück. Die Luft kann nicht mehr ausreichend abgeatmet werden. Die Lunge bleibt etwas aufgebläht. Dadurch ist nicht mehr ausreichend Raum, um tief einzuatmen, und es kommt zu Atemnot. Hintergrund könnte eine innere Starre und Reduktion in der Abgabe, im Verschenken von Energie sein, mit der Folge, dass auch nicht mehr genug aufgenommen werden kann. Thema: Geben und Nehmen, das eher eine Schutzfunktion hat, nicht so viel fühlen und handeln zu müssen, da man lieber nicht von dieser Welt sein möchte oder sie im Moment nicht aushält (körperlich auch: Folge vom Rauchen).

Tuberkulose (kurz: Tbc) ist eine Erkrankung, die Freiheitsdrang symbolisiert. Man will aus seiner Lebenssituation heraus und kann es mit dieser Erkrankung auch. Sicher erinnern Sie sich an „Sissi", als sie in dem Film dem ganzen Hofzerimoniell und allem, was dazu gehörte, mit ihrer Tbc entkam und auf dem Berg mit Meeresblick wieder frei atmen lernte. Werden die seelischen Ursachen der Erkrankungen chronisch, geht es in Richtung **gutartige Geschwulst**, als Warnschuss, bis bis hin zu dem selbstzerstörerischen Prozess eines **malignen Tumors**.

Ohrerkrankungen können als Folge anderer entzündlicher Prozesse im Kopf entstehen oder eigenständig auftreten. Hören heißt die Bereitschaft, zuzuhören, aufzunehmen und im Geschehen dabei zu sein. Mit zunehmendem Alter kann diese Bereitschaft, die in jungen Jahren noch ein Bedürfnis war, abnehmen. Man will zu sich kommen, bei sich sein und bleiben und oft auch nur das hören, was wirklich interessiert. Bei **Ohr-Entzündungen** kann ein unausgesprochenes Nein zum Zuhören gekoppelt mit Aggression, Abgrenzungswunsch, emotionaler Beteiligung oder Mangel an Abwehrkraft und Abgrenzungsvermögen mitspielen.

Tinnitus ist Folge von Leistungsdruck und überhöhten Ansprüchen an sich selbst, Stress und Reizüberflutung sowie Daueraktivität ohne Ausgleich durch Entspannung. Man kann sicher vieles nicht mehr hören. Lenkt man nicht dagegen, kann es zum **Hörsturz** kommen.

Arme und vor allem Hände gehören auch zum Zwillinge-Prinzip. Sie brauchen Sie zum gestikulieren, Hände schütteln, umarmen zur Begrüßung. Sie gehören zur Kontaktaufnahme und zum Austausch dazu, wenn auch heute eher durch das Benutzen der Tastatur von PC und Smartphone.

Bewegungseinschränkungen der Hand oder des Arms bedeuten der Wunsch nach weniger oder einer anderen Art von Kontakt und Kommunikation. **Entzündungen** stehen für verdrängte Aggression, **Brüche** sind Zeichen für das Bedürfnis nach einem plötzlichen Ausbruch, mehr Freiheit, das Durchbrechen der Vergangenheit zugunsten einer neuen Zukunft mit mehr Luft und Abwechslung. **Rheumatische Erkrankungen** symbolisieren die Aggression gegen sich selbst. **Tennisarm und Sehnenscheidenentzündung** rufen nach Schonung und Ruhe.

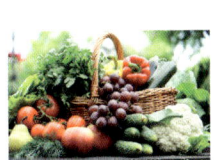

Gesundheitstipps für Zwillinge

Ernährungstherapie

Da Glutamat, Lebensmittelfarbstoffe und Konservierungsstoffe Asthmaanfälle auslösen können, sollten **Asthmatiker** möglichst auf Fertiggerichte, Braten- und Sojasaucen, Päckchensuppen, Konservenfisch, getrocknete Früchte, würzige Snacks und mit Farbstoff versetzte Limonaden verzichten. Durch körpereigene Prozesse beim Atmen sowie durch Rauchen, Luftverschmutzung oder Entzündungen entstehen freie Radikale, die die Zellen schädigen. Sie sind im ganzen Körper schädlich, werden aber auch mit der Entstehung von Erkrankungen wie **Asthma, Tuberkulose, Emphysem und Lungenentzündung** in Verbindung gebracht. Deshalb empfehlen sich Nahrungsmittel mit Stoffen, die eine **antioxidative Wirkung** haben (Radikalfänger). Das sind Vitamin C (siehe Abwehrsystem bei Widder), Vitamin E (Pflanzenöle, Weizenkeime, Nüsse), Beta-Karotin (Karotten, Spinat, Aprikosen, Melonen, Süßkartoffeln), Lycopin (Tomaten) und Selen (Getreide, Innereien, Meeresfrüchte).

Ein Mangel an **Phosphor**, der am Sauerstoffaustausch der roten Blutkörperchen beteiligt ist, kann Atembeschwerden auslösen. Daher ist bei **chronischen Lungenerkrankungen** eine ausreichende Zufuhr unabdingbar. Phosphor-Lieferanten sind Milchprodukte, mageres Fleisch, Bohnen, Erbsen, Vollkorngetreide und Nüsse.

Das **Verhältnis von Omega-3- zu Omega-6-Fettsäuren** sollte bei 1:5 liegen. Oft steht es jedoch eher bei 1:20. Ein solches Übermaß an Omega-6-Fettsäuren beeinträchtigt Herz und Lunge, da sie Entzündungen fördern und die Gefäße verengen. Omega-3-Fettsäuren dagegen verringern die Entstehung von Zellen, die bei **allergischen und asthmatischen Reaktionen** auftreten können. Außerdem **hemmen sie das Wachstum von Krebszellen**. Omega-6-Fettsäuren, die reduziert werden sollten, befinden sich z. B. in Sonnenblumenöl, Margarine, Mayonnaise und in Lebensmitteln, die in Öl gebraten oder frittiert wurden. Omega-3-Fettsäuren, die Sie vermehrt aufnehmen sollten, kommen in Leinöl, Rapsöl, Walnussöl, fettem Fisch (Lachs, Makrele, Hering), Meeresfrüchten, Sojaprodukten und Blattgemüsen vor.

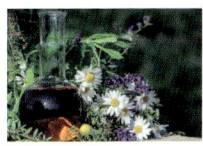

Naturheilkunde

Heilpflanzen

- Salbei, Thymian (Heiserkeit, Husten, Luftröhren- und Kehl-kopfkatarrh)
- Thymian, Eukalyptus, Kamille, Kiefer, Latschenkiefer – für Inhalationen, Brustkompressen, Einreibungen und Bäder (Erkältung, Husten, Bronchitis)
- Fenchel, japanische Minze, Pfefferminze – für Inhalationen, Brustkompressen und Einreibungen, Meerrettich für kurze Einreibungen und Brustkompressen (Erkältung, Husten, Bronchitis)
- Eukalyptus, Thymian, Lungenkraut, Spitzwegerich, Zinnkraut (unterstützend bei der Therapie von Lungenentzündung)
- Spitzwegerich als Tee und Frischpflanzenpresssaft (Prophylaxe und Therapie von Lungenerkrankungen, keim-tötend und Kräftigung des Gewebes)

Homöopathie

- Antimonium tartaricum (Bronchitis, Husten, Lungenentzün-dung, besonders nach Zorn und Ärger)
- Ferrum phosphoricum (Bronchitis, grippaler Infekt im Anfangsstadium)
- Kalium bichromicum (Bronchitis mit zähflüssigem Schleim)
- Hydrastis (Bronchitis mit gelblichem Schleim)
- Senega (bei festsitzendem Schleim, erleichtert das Abhusten)
- Bryonia alba (Bronchitis mit viel Durst)
- Rumex crispus (Bronchitis mit trockenem Reizhusten)
- Drosera rotundifolia (Husten ähnlich dem Keuchhusten)
- Kalium sulfuricum (Bronchitis mit grünlichem, flüssigem Schleim)

- Aconitum, Hepar sulfuris, Spongia (Krupp-Husten)
- Aconitum, Antimonium tartaricum, Belladonna, Cicuta, Oxalicum acidum, Spongia tosta (Atemnot, Dyspnoe)

Schüßler-Salze

- Nr. 4 Kalium chloratum D6 (Bronchitis mit weißem, weiß-grauem, dickem Schleim)
- Nr. 6 Kalium sulfuricum D6 (Bronchitis mit gelbem Schleim)
- Nr. 7 Magnesium phosphoricum D6 (krampfartiger Husten – akut: 10 Tabletten in heißem Wasser auflösen und trinken)
- Nr. 10 Natrium sulfuricum D6 (Bronchitis mit gelb-grünem Auswurf)
- Nr. 12 Calcium sulfuricum D6 (eitrige Bronchitis)
- Nr. 14 Kalium bromatum D12 (nervöser Reizhusten, Asthma, Bronchitis)
- Nr. 27 Kalium bichromicum D6 (Bronchitis mit zähflüssigem, gummiartigem Schleim)

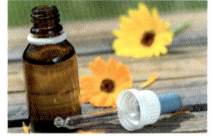 # Feinstoffliche Heilweisen

Blütenessenzen

- Agrimony (oberflächliche Fröhlichkeit)
- Cerato (Intuition statt reiner Intellekt)
- Clematis (Verträumtheit)
- Gentian, Gorse (bei zu negativen Gedanken und Erwartungshaltungen)
- Hornbeam (bei zu viel geistiger Beschäftigung und damit Ermüdung)
- Scleranthus (bei Unentschlossenheit, Sprunghaftigkeit)
- Dill (bei Überschwemmung von Informationen und Reizen)

- White Chestnut (bei mentaler Spannung, überaktivem Geist)
- Calendula (den tieferen Sinn bei Worten heraushören, Worte als Heilung)
- Cosmos (bei Gedankenflut, für eine klare Sprache in Verbindung mit Ihrer Intuition)
- Indian Pink (trotz hoher geistiger Flexibilität geerdet und in Ihrer Mitte bleibend)
- Madia (bei geistiger Zerstreutheit, für mehr Konzentrationskraft)
- Mountain Pennyroyal (zur Entwicklung konstruktiver Denkprogramme)
- Nasturtium (bei Überintellektualismus, für Wiederkontakt mit Gefühlen und Körper)
- Shasta Daisy, Filaree (bei Überschwemmung von Informationen)
- Trumpet Vine (bei Blockaden des verbalen Ausdrucks, Sprachstörungen)

Ätherische Öle

- Eukalyptus, Salbei, Thymian (bei Atemwegserkrankungen, keimtötend)
- Latschenkiefer, Kiefer (Heiserkeit und Husten)
- Kampfer-Menthol-Thymian-Mischung (Anwendung: jeweils ein paar Tropfen in Oliven- oder Mandelöl und damit bei Husten abends vorm Schlafen die Brust einreiben)
- Myrte (befreit die Atemwege, mental anregend)
- Niauli (die Atmung öffnend, stimmungsaufhellend)
- Pfefferminze (geistig entspannend und entkrampfend)
- Salbei (mental anregend, klärend und das Gedächtnis stärkend)
- Terpentin (tief geistig öffnend)
- Zitrone (geistig erfrischend)

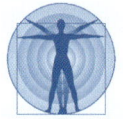

Körper- und Energiearbeit

Hatha-Yoga

Gestütztes Kamel, für Fortgeschrittene: **Kamel zur Öffnung des Brustraums**

Wenn Sie mit Yoga erst einsteigen, führen Sie das gestützte Kamel durch:

Ausführung
- Knien Sie sich hin, die Beine sind hüft-breit auseinander
- Legen Sie Ihre Hände mit den Finger-spitzen nach oben rechts und links der Wirbelsäule auf den unteren Rücken.
- Bewegen Sie den Rücken so weit wie möglich nach hinten.
- Die nächste Stufe ist es, einen Stuhl stabil mit der Lehne an die Wand zu stellen, sich langsam weiter nach hinten zu lehnen und mit den Händen an den Stuhlbeinen festzuhalten. Nach und nach kommen Sie immer tiefer Richtung Boden.
- Wenn es Ihnen leicht fällt, sich an der Stuhllehne ganz unten festzuhalten, können Sie zum Kamel übergehen und die Hände wie in der Zeichnung auf die Fußflächen legen.

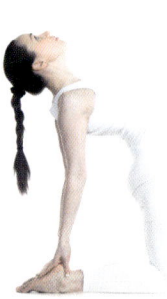

- Bleiben Sie in der Position, so lange es angenehm für Sie ist (Anfangszeit: 30-60 Sekunden), und entspannen Sie sich immer mehr hinein.
- Dann richten Sie sich ganz langsam wieder auf und gehen zum Ausgleich in

die Embryostellung nach vorne.
Sie können sie so lange einnehmen,
wie es Ihnen gut tut.

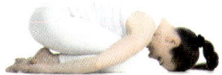

Gesundheitswirkungen Kamel
– Weitet Brustkorb, Schultern, Herz und Lunge
– Verbesserung der Lungenkapazität (Volumen von Luft nach
  der Einatmung in der Lunge)
– Anregung des Kreislaufs
– Aktivierung des Halschakras, des Energiezentrums für den
  sprachlichen Selbstausdruck und der Kommunikation. Es
  befindet sich auf Höhe der Halswirbelsäule und öffnet sich
  nach vorne zum Kehlkopf.

Gesundheitswirkungen Embryostellung
– Beruhigung von Körper und Geist
– Tiefe Entspannung
– Anregung der Verdauungssäfte und des gesamten Verdau-
  ungsvorgangs, was auch zu einem regelmäßigem Stuhl-
  gang führt
– Kräftigung der Arme und Beine

Atemübung

Der Lungen-Laut aus dem Tao Yoga nach Mantak Chia. Sie
finden die Anleitung zu allen 6 heilenden Lauten unter
youtube.de, Suchbegriff: „Mantak Chia, die 6 heilenden Laute".

Pranayama: Wechselseitige Nasenatmung
Eine klassische Yoga-Atemübung ist die wechselseitige Nasenatmung zur Harmonisierung der Energiebewegung im Körper
und für eine ausgeglichene Atmung zwischen „weiblichem" und
„männlichem" Nasenloch: Setzen Sie sich bequem hin, legen

Sie die linke Hand auf den linken Oberschenkel mit der Handfläche nach oben, Daumen und Zeigefinger berühren sich an ihren Spitzen. Die rechte Hand benötigen Sie für die Atemübung. Bringen Sie sie zur Nase, winkeln Sie Zeige- und Mittelfinger nach unten zur Handinnenfläche hin, den Daumen legen Sie an das rechte Nasenloch, den Ringfinger an das linke. Der Atemrhythmus wird jetzt immer derselbe sein: Einatmen auf 2, Atem anhalten auf 8 und Ausatmen auf 4.

Atmen Sie zuerst in das linke Atemloch (auf 2 zählend) ein, während Sie das rechte mit dem Daumen schließen. Halten Sie die Luft an (dabei auf 8 zählen) und halten Sie dabei beide Nasenlöcher geschlossen. Atmen Sie nun durch das rechte Nasenloch aus, während weiterhin das linke Nasenloch durch den Ringfinger geschlossen bleibt (auf 4 dabei zählen). Dann atmen Sie durch das rechte Nasenloch auf 2 wieder ein, linkes bleibt geschlossen, anhalten auf 8, links ausatmen auf 4, wobei das rechte Nasenloch mit dem Daumen geschlossen wird. Dann von vorne beginnen. (Nicht geeignet für Bluthochdruckpatienten und bei Schnupfen).

Stimmtraining- und Gesangsunterricht

Ihre Stimme zu schulen und die Halsregion von Blockaden zu befreien, stellt eine sehr effektive Methode zur Förderung Ihrer Zwillinge-Merkur-Energie dar, die auch noch Spaß macht. Es gibt die Möglichkeit, Einzelunterricht zu nehmen. Lehrer finden Sie z. B. unter www.gesangslehrer.de. Wenn Ihnen das Üben in der Gruppe mehr zusagt, können Sie an entsprechenden VHS-Kursen teilnehmen. Eine besondere und ganzheitliche Form der Stimmbildung ist der **anthroposophische Sprachgestaltungsunterricht**. Informieren Sie sich bei der Anthroposophischen Gesellschaft vor Ort, wo der nächste Lehrer zu finden ist.

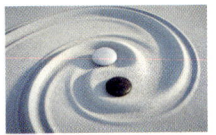

Seelenarbeit

Mantras sprechen oder singen

Mantrasprechen oder -singen eignet sich hervorragend dafür, die geistige und verbale Betriebsamkeit ins Leere, in einen meditativen Zustand zu kanalisieren.

Mantras werden entweder laut gesungen bzw. gechantet oder lautlos intoniert. Letztendlich sollte sich der Ton ganz in Ihrem Körper ausbreiten, sodass Sie selbst zum Mantra werden und es nicht als davon abgetrenntes Wesen sprechen.

Sie können sich das Mantra, das „heilige Wort", das Sie wiederholen, selbst aussuchen. Es kann aus jeder Sprache und Religion sein. Im Christentum werden häufig die Begriffe „Jesus, Amen, Liebe" gewählt. In fernöstlichen Religionen sind es meist mehrere Worte. Bei zwei Silben können Sie die erste Silbe beim Einatmen und die zweite Silbe beim Ausatmen innerlich sprechen. Zum Singen von Mantras aus verschiedenen Kulturkreisen gibt es CDs auf dem Markt.

Kapalabhati-Reinigungsatmung

Eine intensive Form der Yoga-Reinigungsatmung: Setzen Sie sich bequem hin, machen Sie zuerst zwei normale Atemzüge. Dann einatmen, kurz und kräftig ausatmen und dabei den Bauch einziehen. Jetzt erneut einatmen und dabei den Bauch entspannen, wieder ausatmen und den Bauch einziehen. Machen Sie diese Atemübung insgesamt 21-mal hintereinander in gleichmäßigem Rhythmus und bei Betonung des Ausatmens. Dann atmen Sie noch einmal ein, atmen vollständig aus, atmen vollkommen ein und halten den Atem, so lange wie möglich, an.

Langsam ausatmen. Wiederholen Sie diese gesamte Atemrunde noch zweimal.

Bibliotherapie

Lesen Sie entsprechend zu Ihrer Lebenssituation Märchen und Geschichten. Lassen Sie sich bei der Auswahl von Ihrem Gefühl leiten. Es gibt keine festen Vorgaben. Vielleicht gibt es auch eine Lesegruppe in Ihrer Nähe.

Poesietherapie

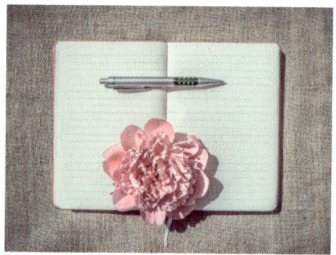

Bringen Sie Ihre Gefühle und Gedanken zu Papier. Entweder als Gedicht, Erzählung oder spontan ohne Form, Ziel und Absicht. Sie können auch zu einem Thema oder einer bestimmten Frage etwas schreiben. Es geht nicht um „können", sondern um tun, in einer Gruppe oder im stillen Kämmerlein. Loslassen, die Worte fließen lassen, ohne zu zensieren und ohne sich einzumischen. Die Seele spricht, Sie schreiben.

Sie können auch einsteigen, indem Sie regelmäßig Tagebuch führen, möglichst zur gleichen Zeit, am besten morgens nach dem Aufwachen oder am Ende des Tages zur Verarbeitung der Geschehnisse.

In größeren Städten finden sich Schreibwerkstätten, wenn Sie Ihre Werke mit anderen teilen möchten, privat organisiert oder an Volkshochschulen.

Poesie- und Bibliotherapie können auch gezielt zur Therapie psychischer Erkrankungen, zur Krisenbewältigung und Persönlichkeitsentwicklung eingesetzt werden. Eine Liste von Therapeuten, die mit dieser Kreativtherapie arbeiten, finden Sie bei der Deutschen Gesellschaft für Poesie- und Bibliotherapie (www.dgpb.org).

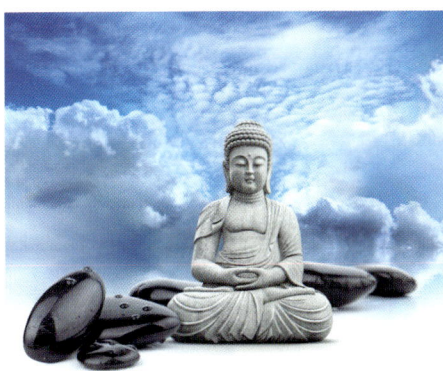

Mit Zazen sorgen Sie für geistige Klarheit und Ordnung. Zazen ist das stille Sitzen im Zen-Buddhismus.

Eine genaue Beschreibung der Übung finden Sie auf Seite 199.)

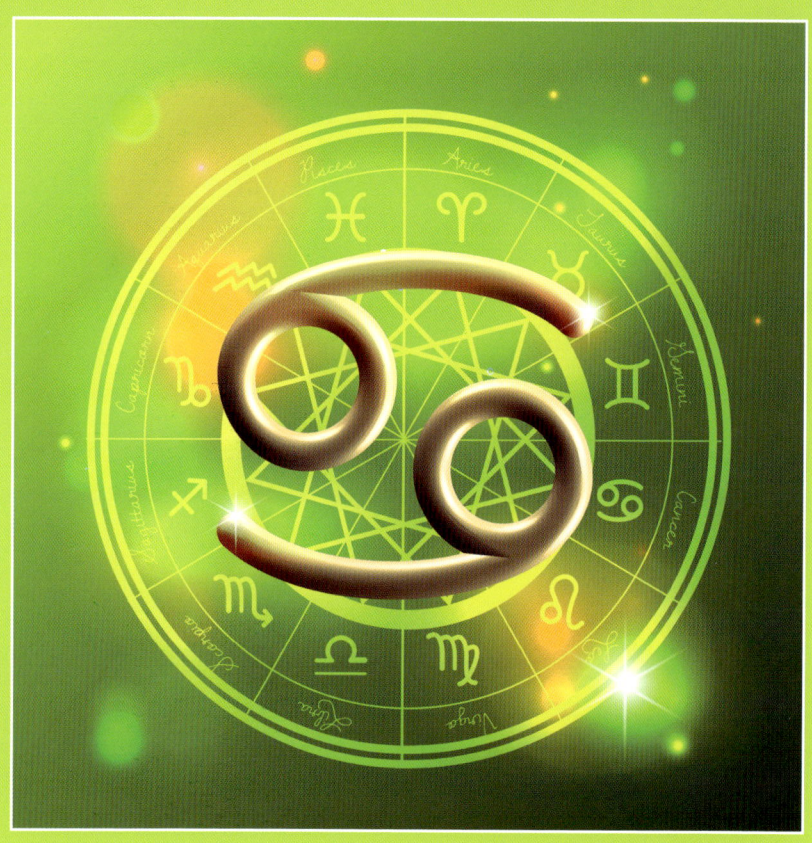

„Suchen wir unser Licht
in unseren Gefühlen. In
ihnen liegt eine Wärme,
die viel Klarheit in sich
einschließt."

Joseph Joubert, Schriftsteller

Tierkreiszeichen Krebs

21.06. bis 22.07.

Gefühle – Geborgenheit – Familie – Inneres Kind – Wohnen

Lebensmotto: Ich fühle. Ich empfange. Ich gebäre (auf meine Weise – körperlich oder geistig). Ich umsorge. Ich entspanne. Ich weiß, wo ich zuhause bin.

Lebenselixier: Emotionale Geborgenheit, Zärtlichkeit, Nähe, Familie, Heimat, Wohnung, Kinder, Fürsorge schenken können.

Lichtseite: Sich ein Zuhause schaffen, Gemütlichkeit, Wärme, Vertrautheit und Innigkeit herstellen, Fruchtbarkeit (auf Ihre Weise), Mutter-Kind-Beziehung (auch in sich), Hingabefähigkeit, Weichheit, die mütterliche Seite, sich eine nährende, innere Basis schaffen, Wurzeln.

Schattenseite: Das überbehütete Kind, die überbehütenden Eltern, emotionale Erpressung und Schuldgefühle, Mutter-Kind-Rollenverteilung in der Partnerschaft, Probleme mit Mietern/Vermietern, Obdachlosigkeit.

Die Krebs-Energie steht am untersten Punkt des Tierkreises. Mit diesem Sternzeichen bewegen Sie sich in der Innen- und Gefühlswelt. Lebensinhalt und Ihre besonderen Fähigkeiten liegen darin, sich und anderen Geborgenheit zu schenken, für ein warmes, nährendes **Zuhause** zu sorgen und eine **Familie** aufzubauen. Privat oder beruflich haben Sie einen engen Bezug zu **Kindern**. Dabei ist wichtig, mit der **Heilung des inneren Kindes** anzufangen, also Ihre eigenen emotionalen Wunden zu heilen, um auch Kindern und anderen Menschen, denen Sie sich emotional verbunden fühlen, etwas geben zu können. Krebse agieren aus dem Bauch heraus. Sie gehen nicht rational oder berechend vor, sondern folgen ihrem Gefühl und ihrer inneren Stimme. Sie brauchen und geben **emotionale Wärme**, Zärtlichkeit, ein kuscheliges Heim und viele Streicheleinheiten. Man fühlt sich bei Ihnen **geborgen** und verstanden, kann sich entspannen und hat das wohlige Gefühl, nichts leisten oder abliefern zu müssen, um angenommen zu werden. Sie sind empfänglich und offen für die Empfindungen und Worte Ihres Gegenübers und zeigen auf allen Ebenen ihr fürsorgliches Wesen.

Um Ihre Vitalität zu stärken und Ihr Selbstbewusstsein aufzubauen, brauchen Sie als Erstes eine vertraute, geschützte Umgebung und ein sicheres Zuhause, das Ihnen Geborgenheit vermittelt. Dabei helfen Ihnen **vertraute, emotional nährende Menschen**, gerne aus der Familie. Das baut Sie auf. In der aktiven Rolle tut es Ihnen gut, selbst Menschen zu umsorgen und ihnen einen geschützten Rahmen der Vertrautheit zu geben. Besonders geeignet dafür ist der **Umgang mit Kindern**, seien es die eigenen oder fremde. Das öffnet Ihr Herz, Sie fühlen sich gebraucht und können Ihr **fürsorgliches Wesen** ausleben. Auch das Gestalten, Renovieren oder Umräumen Ihrer **Wohnung**, um Ihr Nest noch passender und heimeliger zu machen, fördern Ihre Lebenskraft und Ihr Selbstvertrauen.

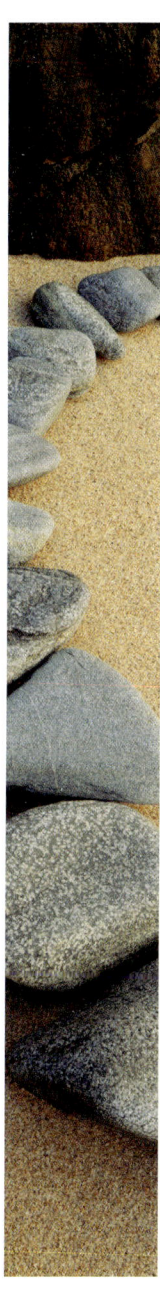

Entwicklungsschritte des Krebses

I.

Ignoriertes, verletztes inneres Kind
Unbewusste, verdrängte Gefühle
Abbild des emotionalen Familienerbes sein
Ungewollte Schwangerschaft und Abtreibung
Dach über dem Kopf

II.

Weinendes inneres Kind
Gefühlsschwankungen, Launenhaftigkeit
Das Gegenteil von dem tun, was Sie zu Hause
    gesehen haben
Geburt eines Kindes oder eines geistigen Babys
Die erste eigene Wohnung

III.

Wahrnehmung des inneren Kindes
Beschäftigung mit Ihrer Gefühlswelt
Ansätze für Ihren eigenen Umgang mit dem
    Leben, unabhängig vom familiären Hinter-
    grund
Sichere, hormonelle Familienplanung
    Sich die Wohnung gemütlich gestalten

VI.

Gut genährtes, geheiltes inneres Kind
Bewusster, offener Umgang mit Gefühlen
Ihr Leben nach Ihren Wünschen gestalten.
Natürliche Familienplanung
Individuelle, kreative Wohnsituation als Abbild
    Ihrer eigenen Persönlichkeit

Krankheitsdispositionen und Psychosomatik des Krebses

Körperzuordnungen

– Mund in seiner Funktion des emotionalen Austauschs (Saugen von Milch, Küssen)
– Brust
– Magen
– Eierstöcke, Eileiter
– Gebärmutter
– Vagina
– weibliche Hormone
– Schleimhäute

Krankheitsdispositionen

– Erkrankungen der Brust (Mastodynie, Mastitis, Zysten, gutartige Geschwulste, Karzinom)
– Prämenstruelles Syndrom (PMS)
– Eileiterentzündung
– Erkrankungen der Eierstöcke (Entzündung, Zysten, Tumor)
– Erkrankungen der Gebärmutter (Entzündung, Myome, Endometriose, Tumor)
– Erkrankungen der Vagina (Scheidenpilz, Entzündung, Tumor)
– Störungen im weiblichen Zyklus (unregelmäßige oder keine Blutung)
– Menstruationsbeschwerden
– Unerfüllter Kinderwunsch, Unfruchtbarkeit, Fehlgeburt, Abtreibung
– Sodbrennen, gastroösophageale Refluxkrankheit, Ösophagusdivertike (Ausstülpungen der Wand der Speiseröhre)

- Essstörungen (Magersucht, Bulimie, Binge-Eating-Störung)
- Erkrankungen des Magens (Reizmagen, Magensäuremangel, Magenübersäuerung, Gastritis, Helicobacter-pylori-Infektion, Magengeschwür, Tumor)
- Beschwerden in den Wechseljahren

Psychosomatik

Krebs ist Symbol für Empfänglichkeit, Annehmen und Weiblichkeit (auch im Mann). Erkrankungen können durch männliche **Überaktivität ohne Entspannungsphasen**, eine **Abwehr gegen Hingabe und weibliche Attribute** oder das **Verdrängen und Kontrollieren von Gefühlen** entstehen. Oft haben sie einen familiären Hintergrund („Ich will nicht werden wie meine Mutter" oder die unbewusste Übernahme leidvoller Gefühlsmuster aus dem Familiensystem, also der Vorfahren).

Erkrankungen der Brust spiegeln das **Prinzip des Nährens** wider. Was hat wirklich seelische Nährkraft für Sie? Bekommen Sie genug davon bzw. können Sie das annehmen, was man Ihnen entgegenbringen möchte? Sind Sie selbst bereit, vorbehaltlos zu geben? Stimmt der Ausgleich von Geben und Nehmen in Ihren emotionalen Beziehungen? Stehen Sie in Kontakt mit Ihrem inneren Kind und versorgen es mit allem, was es sich wünscht?

Der **Magen** nimmt die zerkleinerte Nahrung auf, durchmischt sie, emulgiert die Fettanteile und löst das Eiweiß in seine Einzelbausteine auf. Er dient auch als Speicherorgan. Seine Erkrankungen haben viel mit dem zu tun, **was Ihnen auf den Magen schlägt**: schlechte Neuigkeiten, **Stress**, emotionale Anspannung und **hinuntergeschluckte Gefühle**, vor allem Wut. Er speichert nicht nur die Nahrung, die Sie essen, sondern auch die Gefühle, die Sie wegstecken. Wenn Sie sauer sind und keine Veränderung der Situation stattfindet, sammelt sich entsprechend die Säure im Magen.

Auch Dauerstress ohne Ausgleich kann zu **Magenübersäuerung**, **Gastritis** und letztendlich einem **Magengeschwür** führen. Dasselbe gilt für in sich hineingefressene Gefühle. Unverarbeitete Probleme mit der **Beziehung zur Mutter** (Abnabelung, guten Gewissens Ihr Leben leben können, Wertschätzung all dessen, was Sie von ihr bekommen haben) können sich in die Magenschleimhaut nagen. Auch das bei der Brust ausgeführte Thema seelische Nahrung kann sich körperlich über Beschwerden des Magens ausdrücken.

Magersucht und Bulimie schreien **gegen die weibliche Rolle**, ihre rundlichen Form und das potenzielle Muttersein laut an und bedürfen der professionellen Hilfe.

Das Gegenteil, die **Binge-Eating-Störung**, bei der kein Maß beim Essen gefunden werden kann, ist leicht auf das eigentliche **Bedürfnis nach seelischer Nahrung**, die in dieser Menge von niemandem zur Verfügung gestellt werden kann und die deshalb überfordert, zurückzuführen. Hier könnte das Annehmen der mütterlichen Liebe, die man sich vielleicht anders gewünscht hätte, die aber nur in dieser Weise für die Mutter machbar war, eine Lösung sein.

Die Möglichkeit, ein **Kind zu gebären** oder nicht (Eierstöcke, freie Eileiter, Gebärmutter), ist ein sehr komplexer Bereich. Vielleicht möchte Frau lieber geistige Kinder auf die Welt bringen oder sich Kindern anderer Mütter beruflich oder privat annehmen. Mit Sicherheit ist die **Prägung in der Herkunftsfamilie** oder der Bezug auf die in der Familie bewusst oder unbewusst übergebene weibliche Rolle von Bedeutung. Es bedarf schon eines tiefen Einblicks in die individuelle Seele, um Ängste und Blockaden aufzudecken und aufzulösen, damit Wahlfreiheit für oder gegen ein Kind wiederhergestellt ist.

Myome der Gebärmutter können Zeichen eines Ersatzkindes sein. Sie können sich auch bilden, wenn Sehnsucht nach Gefühlsaustausch oder ein Kinderwunsch ins Leere laufen oder beim Partner keine Resonanz finden.

Die **Vagina** ist Aufnahmeorgan für den Penis und Geburtskanal für das Kind. Erkrankungen stehen meist in Zusammenhang mit der **Sexualität.** Zu viel? Zu heftig? Zu wenig so, wie Sie es gerne möchten? Mit dem falschen Mann?

Die **Wechseljahre** eröffnen den Weg in eine neue Form von Fruchtbarkeit. Als erstes gebärt die Frau sich selbst in neuer Weise. Sie kann sich mehr den noch ungelebten Interessen und Zielen widmen und bei Bedarf noch einmal ein völlig neues Selbstbild und Selbstverständnis entwickeln. Die Energie und Sie selbst werden dafür frei. Jedem Neubeginn geht immer ein Abschied voraus. Spätestens jetzt kann Frau konventionelle Auflagen der Gesellschaft über Bord werfen und gebären, was sie gerade möchte. Spätestens jetzt.

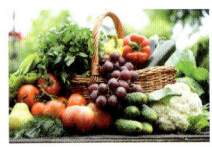

Gesundheitstipps für den Krebs

Ernährungstherapie

Bei **schmerzhafter Regelblutung**: leichte, basische, salzarme entwässernde Ernährung. Kalzium und Magnesium gegen Krämpfe und östrogenbedingte Wasseransammlungen (Getreide, Nüsse, Blütenpollen).

Bei **PMS** empfehlen sich mehrfach ungesättigte Fettsäuren, z. B. in Lein-, Borretschsamen- und Nachtkerzenöl. Leinsamen haben eine ausgleichende Wirkung auf den Östrogenhaushalt.

Nach der **Menopause** (letzte Regelblutung) sollten in gleicher Weise hochwertige Pflanzenöle (Lein-, Raps-, Walnussöl), Nüsse, Samen und Getreide mit auf dem Speiseplan stehen, als Ausgangsstoffe für den Aufbau von Östrogenen. Pflanzliche Östrogene finden sich z. B. in Rotklee, Heidelbeeren, Himbeeren, schwarzen Johannisbeeren und Kichererbsen. Die Isoflavone in Soja sollten Sie nicht isoliert, sondern in Form von Sojaprodukten zu sich nehmen.

Nehmen Sie bei **Sodbrennen** und **gastroösophageale Refluxkrankheit** 4 bis 6 kleine, eiweißreiche Mahlzeiten ein, die letzte 3 Stunden vor dem Schlafengehen. Meiden Sie fett- und zuckerreiche Nahrung, Alkohol (vor allem nicht abends), Kaffee, Schwarztee, scharfe Gewürze, süße Getränke, Süßigkeiten, Zitrusfrüchte und Nikotin.

Bei **akuter Gastritis** sollten Sie 1 bis 2 Tage weitgehend fasten, um den Magen zu schonen. Erlaubt sind Haferflocken, Zwieback und Gemüsesäfte. Ein Muss ist viel Flüssigkeit in Form von stillem Wasser und lauwarmem Kräutertee. Als Frischekick: grüne Smoothies.

Eine allgemein magenschonende Ernährung ist ballaststoffreich, säure- und fettarm. Dazu eignen sich Gemüse, wie Karotten, Zucchini, Fenchel und grüne Erbsen, säurearmes Obst, wie Äpfel, Bananen, Birnen und Pfirsiche sowie Kartoffeln und Reis.

Zur **Entsäuerung** dient besonders die Mineralerde Betonit oder Heilerde. Sie binden nicht nur Säure, sondern nehmen auch Bakteriengifte auf und versorgen den Körper mit wertvollen Mineralstoffen und Spurenelementen. Empfehlung zur Einnahme: 2 Esslöffel Pulver in einem halben Glas Wasser verrühren und 2 Stunden nach dem Essen und eine halbe Stunde vor dem Zubettgehen trinken.

Ernährung mit basischen Lebensmitteln (grüne Smoothies, Kartoffeln, Gemüse, kein Zucker, kein Weißmehl, möglichst wenig Fleisch) und viel Flüssigkeit als stilles Mineralwasser, noch besser: angereichert mit frisch gepresstem Zitronensaft.

Die Vermehrung des **Helicobacter pylori** kann mithilfe von probiotischen Joghurts und Kuren mit Probiotika (Symbioflor), Weißkohl, Knoblauch, Sprossen von Radieschen und Rettichen sowie Brokkoli gehemmt werden. Auch die Gewürze Kurkuma, Chili, Paprika, Kreuzkümmel, Zitronengras und Ingwer sind mögliche Gegenmittel.

Da sehr viele Menschen das Bakterium im Magen haben, ohne eine Gastritis zu entwickeln, ist weniger der Helicobacter als die angegriffene Magenschleimhaut die eigentliche Ursache für die Gastritis oder gar das entstandene Magengeschwür.

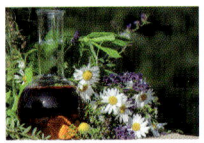

Naturheilkunde

Heilpflanzen

- Frauenmantel als Tee und Tinktur (Menstruationsbeschwerden, starke Regelblutung, unregelmäßige Regelblutung, vor und nach der Geburt)
- Mönchspfeffer als Flüssig- oder Trockenextrakt (PMS, Mastodynie (schmerzende Brüste), Beschwerden bei der Regelblutung und in den Wechseljahren, unregelmäßiger Zyklus)
- Traubensilberkerze als Tee, Tinktur, Kapseln (Krämpfe bei der Regelblutung, hormonausgleichend in den Wechseljahren, PMS, Menstruationsstörungen)
- Kamille als Tee, Tinktur, Extrakt (Menstruationsbeschwerden, Magen-Darmbeschwerden aufgrund einer Entzündung oder bei Krämpfen)
- Gänsefingerkraut als Tee und Saft (Krämpfe bei der Regelblutung)
- Mutterkraut als Tee und Tinktur (menstruationsbedingte Migräne)
- Hirtentäschel als Tinktur (blutstillend bei starker Regelblutung)
- Johanniskraut als Tee und Tabletten (bei Stimmungsschwankungen bei PMS und in den Wechseljahren), äußerliche Anwendung als Öl bei trockener Scheidenschleimhaut in den Wechseljahren
- Gelber Enzian, Löwenzahn, Tausendgüldenkraut, Engelwurz, Rosmarin, Wermut, Ingwer (Blähungen, magenbedingte Verdauungsstörungen)
- Saft von rohem Weißkohl, Aloe vera-Saft (Magengeschwür)

Homöopathie

- Nux vomica (mit Übelkeit), Bismuthum, Chamomilla, Hydrastis, Lycopodium, Pulsatilla, Argentum nitricum, Iris versicolor (Gastritis, Sodbrennen)
- Agnus castus (PMS, unregelmäßiger Zyklus, Wechseljahrsbeschwerden)
- Cimicifuga, Sepia (Menstruations-, Wechseljahrsbeschwerden)
- Aurum chloratum natronatum (PMS, Menstruationsbeschwerden, Eierstockzysten)
- Cyclamen, Pulsatilla (Migräne, Menstruationsbeschwerden)
- Colocynthis, Dioscorea villosa, Magnesium phosphoricum, Thuja (schmerzhafte Regelblutung)
- Bellis perennis, Phytolacca (Geschwulste in der Brust. Bellis C1000 3 Globuli 1 Abend vor und dann nach der Mammographie)
- Lilium tigrinum (Gebärmuttersenkung)
- Bovista (starke Regelblutung mit Krankheitsgefühl)
- Candida albicans, Kreosotum, Sepia (Scheidenpilz)

Schüßler-Salze

- Nr. 1 Calcium flouratum D12 und Nr. 11 Silicea D12 (Schwangerschaftsstreifen)
- Nr. 5 Kalium phosphoricum D6 (emotionale Erschöpfung)
- Nr. 7 Magnesium phosphoricum D6 (krampfartige Schmerzen bei der Regelblutung)
- Nr. 8 Natrium chloratum D6 (Sodbrennen, Gastritis)
- Nr. 9 Natrium phosphoricum D6 und Nr. 23 Natrium bicarbonicum D6 (zur Entsäuerung)
- Nr. 33 Molybdenium metallicum D12, (zur Entsäuerung, besonders von Harnsäure. Unterstützend bei Unfruchtbarkeit)

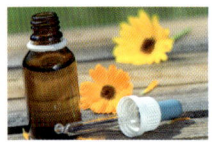 # Feinstoffliche Heilweisen

Blütenessenzen

- Chicory (Besitzergreifende Gefühle)
- Mimulus (bei großer Empfindlichkeit und Ängstlichkeit)
- Black-eyed Susan (für Wiederkontakt mit tief verborgenen Gefühlen)
- Borage (Ausgelaugtsein nach emotionalen Schwierigkeiten)
- Calla Lily (zur Akzeptanz Ihres Geschlechts, hier Ihrer Weiblichkeit)
- Chaparral (tiefe innere Reinigung von negativen Gefühlen)
- Dogwood (Heilung von emotionalen Kindheitstraumata)
- Evening Primrose (bei Angst und Härte zum Schutz vor weiteren emotionalen Verletzungen; zum Wiedererwachen der Gefühlswelt)
- Fairy Lantern (wenn in kindlichem Verhalten stecken geblieben, Ihr inneres Kind nähren und gleichzeitig erwachsen werden)
- Fuchsia (Wiederkontakt mit tiefen Gefühlen)
- Golden Ear Drops (Wiederverbindung mit negativen Kindheitserfahrungen)
- Mariposa Lily (zur Heilung der Mutter-Kind-Beziehung)
- Manzanita (zur Annahme des physischen Körpers bei Essstörungen)
- Pink Monkeyflower (bei Rückzug aus Angst, dass andere Ihre Verletzlichkeit und seelischen Wunden sehen, hohe emotionale Empfindsamkeit)
- Pomegranate (für die tiefe Verbindung zwischen Mutterschaft und Kreativität/berufliches Engagement)
- Scarlet Monkeyflower (bei Angst vor tiefsitzenden, verdrängten Gefühlen)
- Star Tulip (für Kontakt mit Ihren weiblichen, weichen Seiten)
- Yerba Santa (zur Heilung schmerzhafter Gefühlserfahrungen)

Ätherische Öle

- Kamille (beruhigend, angstlösend, entspannend)
- Mimose (beruhigend, Angst lösend, Sensibilität fördernd)
- Rosenholz, Rose (Herz öffnend und heilend)
- Vanille (wärmend, geistig stimmungsaufhellend)

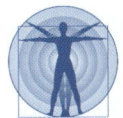

Körper- und Energiearbeit

Das Boot

Gut für die Massage und Durchblutung Ihres Magens und trainierte Bauchmuskeln

Ausführung
- Setzen Sie sich aufrecht hin, die Beine sind ausgestreckt. Setzen Sie Ihre Hände hinter dem Rücken ab.
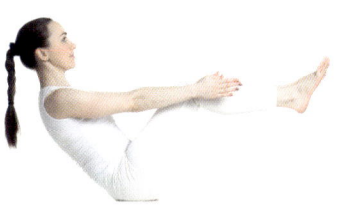
- Lehnen Sie sich so weit zurück, dass Sie auf Ihrem Steißbein sitzen und Ihre Bauchmuskulatur spüren.
- Stellen Sie Ihre Beine vor sich auf und heben Sie sie in dieser angewinkelten Form nach oben, sodass die Unterschenkel parallel zum Boden sind.
- Nehmen Sie Ihre Arme nach vorne und strecken Sie sie auf Schulterhöhe nach vorne, Handflächen nach innen, Richtung Körper.
- Versuchen Sie, die Position drei Atemzüge lang zu halten und setzen Sie danach Arme und Beine wieder auf dem Boden auf.
- Wiederholen Sie die Übung mindestens 3-mal.

Gesundheitswirkungen
- Massage Ihres Magen-Darm-Trakts
- Anregung der Durchblutung und Verdauung
- Kräftigung der Bauchmuskulatur, der Oberschenkelmuskeln und des Rückenstreckers
- Toller Nebeneffekt: Die Übung hält Ihre Taille schlank.

Mit zunehmender Übung können Sie die fortgeschrittene Variation ausüben, indem Sie die Beine strecken.

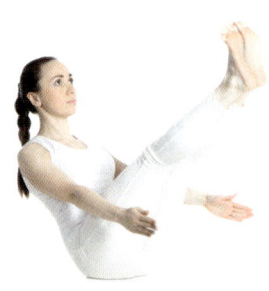

Zum **Ausgleich** legen Sie sich nach der Übung auf den Rücken, ziehen Ihre Beine an und umarmen Sie sie, so lange es Ihnen gut tut.

Der Schmetterling

Tiefe Massage, Durchblutung und Entspannung für Ihren Unterleib.

Ausführung
- Setzen Sie sich hin, legen Sie die Unterseiten Ihrer Füße aneinander und lassen Sie Ihre Knie nach außen fallen.
- Umschließen Sie die Fußoberseiten mit Ihren Händen und ziehen Sie die Füße so nahe wie möglich an Ihren Körper heran.

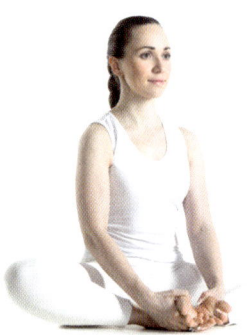

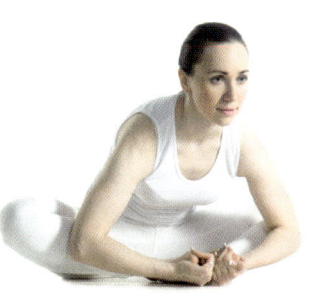

- Dann lehnen Sie sich langsam nach vorne, ohne Kraftaufwand, einfach entspannt
  nach vorne sinken lassen, soweit es geht.
- Ruhig atmen und beim Ausatmen vielleicht noch ein kleines Stück weiter nach vorne
  kommen. Der Kopf bleibt gerade und wird nicht an das
  Kinn herangezogen.
- Bleiben Sie mindestens 3 Minuten in dieser Position.
- Danach richten Sie sich langsam auf und strecken erst ein
  Bein und dann das andere nach vorne.

Gesundheitswirkungen
- Stimulation der Eierstöcke, Prostata, Nieren und Verdau-
  ungsorgane
- Reduzieren von Menstruationsbeschwerden und Beschwer-
  den in den Wechseljahren
- Anregung des Blutkreislaufs, gegen Müdigkeit
- Dehnung und Entspannung des unteren Rückens
- Dehnen des Leistenbereichs und Straffen der inneren
  Oberschenkel
- Gute Vorbereitung für Schwangere auf die Geburt

Die Kobra

Als Ausgleich die **Kobra** zur Stimulierung von Eierstöcken und Gebärmutter

Ausführung

— Legen Sie sich auf den Bauch, die Arme liegen an der Seite am Körper, Handflächen nach unten. Die Beine sind geschlossen, die Fußrücken liegen auf dem Boden. Die Stirn berührt den Boden.
— Stützen Sie die Hände dicht am Körper auf Höhe des Bauchnabels auf und winkeln Sie die Arme an. Bei einer fortgeschrittenen Variante, wie Sie sie auch im Bild sehen, legen Sie die Hände unter den Schultern ab. Sie können beide Varianten ausprobieren und entscheiden, was Ihnen mehr liegt.
— Heben Sie den Oberkörper ganz langsam vom Boden ab, ziehen Sie dabei die Schultern zurück und nach unten.
— Drücken Sie Ihren Körper weiter vom Boden weg, sanft und nur soweit, wie es für Sie angenehm ist
— Ellbogen eng am Körper lassen. Den Kopf leicht in den Nacken legen und den Blick nach oben richten.
— So lange halten, wie es für Sie möglich ist. Am besten auf 10, 15 oder 20 zählen und wöchentlich um 5 erhöhen.
— Langsam aus der Position herausgehen und noch dreimal wiederholen.

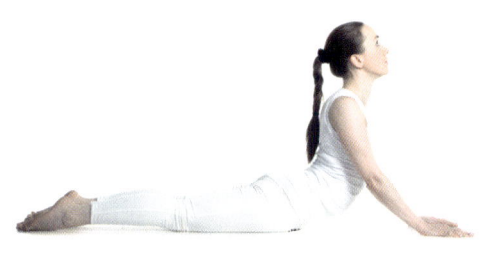

Gesundheitswirkungen

- Stimulierung und Steigerung der Durchblutung der Eierstö-
cke und der Gebärmutter, unterstützend bei Fehlen der
Menstruation (Amenorrhoe), schmerzhafter Regelblutung
(Dysmenorrhoe) und Ausfluss (immer ärztlich abklären las-
sen!). Erleichterung von Geburten
- Biegung der Wirbelsäule entlastet bei Rückenschmerzen,
Bandscheibenproblemen, Muskelverspannungen und
Krummrückenbildung
- Druck auf den Dickdarm hilft bei Verstopfung

Aqua Balancing – Körperarbeit in warmem Wasser

Aqua Balancing ist eine sanfte Körperarbeit in 34 bis 35 Grad warmem Wasser, bei der Massage, Stretchbewegungen, Gelenkmo-
bilisation sowie Energie- und Atemübungen kombiniert werden.
Sie eignet sich auch sehr gut für Schwangere. Aqua Balancing
führt zu tiefer Entspannung und dem Gefühl, gehalten und geborgen zu sein. Eine ähnliche Körperarbeit ist Watsu, Abkürzung für
Wasser-Shiatsu, bei der die japanische Fingerdruckmassage und
Arbeit mit den Gelenken im Wasser verbunden werden. Die Methode ist noch relativ jung und noch nicht so verbreitet, auch weil
es in nicht allzu vielen Städten Warmwasser-Schwimmbecken gibt.
Inwieweit die Methode in Ihrer Nähe zu finden ist, erfahren Sie
unter www.therapeuten.de, Suchwort: Aquabalancing.

Somato-Emotional-Release (zu dt.: körperlich-seelische Lösung)
ist eine spezielle Form der Craniosakralen Therapie (Osteopathie).
Sie löst Energieblockaden, die aus psychischen und physischen
Traumata entstanden sind. Osteopathie wird von Ärzten und Heilpraktikern angeboten. Nicht jeder muss diese Zusatzausbildung

erworben haben. Therapeuten in Ihrer Nähe finden Sie auf den Internetseiten der Osteopathie-Bundesverbände: www.osteopathie.de und www.bv-osteopathie.de. Die meisten Krankenkassen übernehmen einen Teil der Kosten mit einem bestimmten Höchstbetrag im Jahr. Meist liegt die Beteiligung der Kasse bei 80 % der Kosten für 3 bis 6 Sitzungen im Jahr.

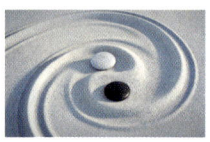

Seelenarbeit

Malthemen

- Mein sicherer Ort der Geborgenheit
- Das Bild das innere Kind

Collage mit Ihrer Traumwohnung erstellen und an einem Ort aufhängen, an dem Sie sie oft sehen.

Seelenreise zu Ihrem inneren Kind (Ort Ihrer Gefühle)

Legen Sie sich bequem hin und entspannen Sie sich. Gehen Sie eine Wendeltreppe nach unten, immer tiefer. Nach der Treppe kommt ein Gang, nur etwas erhellt durch Fackeln, die an der Wand in einem weiten Abstand voneinander angebracht sind. Sie gehen den Gang entlang und kommen an eine Tür. Sie wissen, dass dahinter das Reich Ihres inneren Kindes ist. Sie öffnen langsam die Tür und sehen hinein. Nachdem Sie sich umgeschaut haben, sehen Sie Ihr inneres Kind, betreten den Raum und schließen die Tür hinter sich. Wie sieht es in dem Raum aus? Farben, Geruch, Möbel, hell oder dunkel? In welcher Verfassung ist Ihr inneres Kind?

Treten Sie mit ihm in Kontakt, tauschen Sie sich mit ihm aus. Lassen Sie es erzählen. Vielleicht haben Sie auch eine Frage. Vielleicht möchten Sie auch wissen, wie Sie es schützen und nähren können. Oder Sie lassen alles offen und schauen, was von Ihrem inneren Kind ohne Ihr Zutun auf Sie zukommt. Vielleicht wollen Sie auch den Raum zusammen, nach den Wünschen Ihres Kindes neu gestalten.

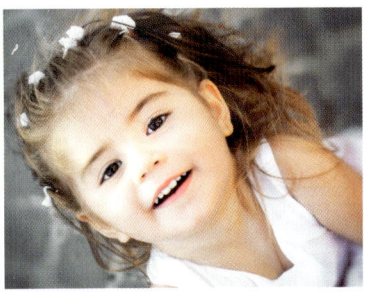

Lassen Sie einfach alles geschehen, was sich ergibt. Wenn der Besuch für dieses Mal zu Ende ist, verabschieden Sie sich, gehen Sie wieder zur Tür hinaus, den Gang entlang zurück, die Treppe nach oben und zählen Sie von 1 bis 10. Öffnen Sie die Augen, räkeln und strecken Sie sich und gehen Sie zurück in den Alltag.

Wenn Sie Ihre Innenwelt mehr erkunden und an der Gesundung Ihres inneren Kindes arbeiten möchten, besuchen Sie es regelmäßig oder so oft wie möglich.

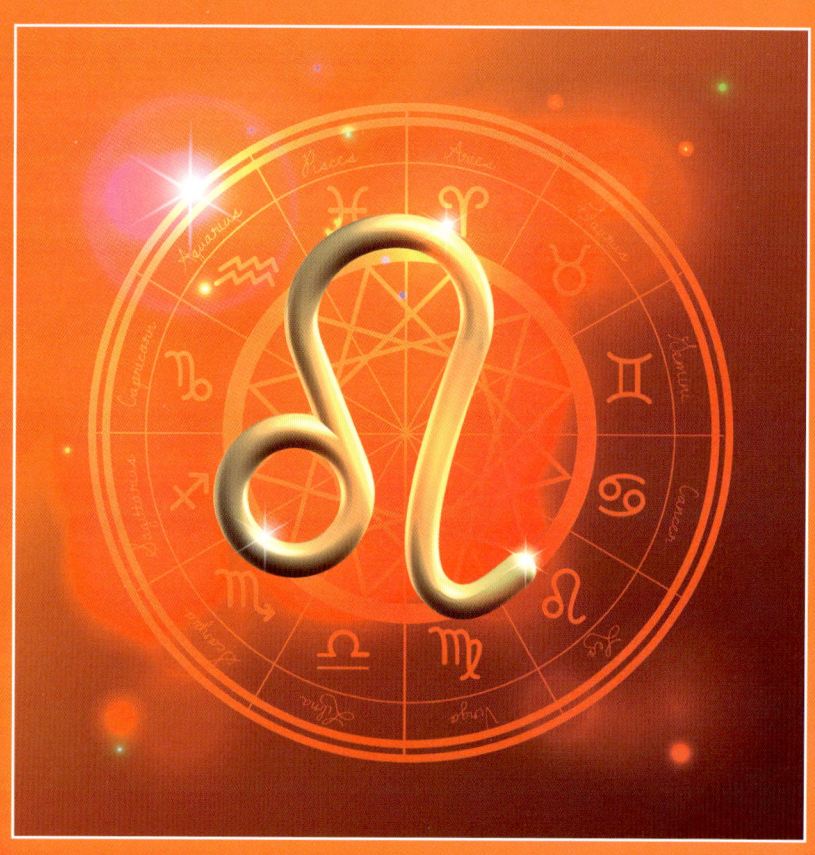

„In Jedem ist etwas
Kostbares, das in keinem
anderen ist."

Martin Buber

Tierkreiszeichen Löwe

22.07. bis 23.08.

Ich-Entwicklung – Selbstbewusstsein – Kreativität – Führungsqualitäten

Lebensmotto: Ich bin, der ich bin. Ich strahle. Ich verwirkliche meine Einzigartigkeit und bin stolz darauf.

Lebenselixier: Auftritt, Bühne, Selbstausdruck, Kreativität, Eigenständigkeit, Handlungsfähigkeit, Unternehmungsgeist, Ihre Besonderheit in Produkte umsetzen, sie präsentieren und Applaus dafür bekommen.

Lichtseite: Vitalität, Lebenskraft, strahlendes Wesen, Herzenswärme, Ich-Entwicklung, gesundes Selbstbewusstsein, Schöpfer- und Gestaltungskraft, Selfmanagement, Ihr Herzblut einbringen, Führungsqualitäten.

Schattenseite: Angeber, immer im Mittelpunkt stehen müssen, Selbstbezogenheit, kein Einfühlungsvermögen ins Umfeld, viel Lärm um nichts, da die eigene Besonderheit noch nicht entfaltet ist, was durch Luxus, Klunker, Designer-Klamotten kompensiert wird, die Kunst anderer bei sich aufhängen und aufstellen als Ersatz für die eigene Kreativität, Ihr Licht unter den Scheffel stellen.

Der Löwe strahlt **Selbstbewusstsein** und **Herzenswärme** aus. Er strotzt vor Vitalität und Lebenskraft. Als Löwe möchten Sie Ihr Inneres, Ihre **Individualität** durch kreative Akte und Produkte (Kunst, Kinder, Gestaltung von Haus, Garten, Ihr Arbeitsplatz, Sprache etc.) in eine Form bringen, die nur Sie allein genauso hervorbringen können. Was Sie auch tun, muss Ausdruck Ihres Wesens sein. Sie geben alles, beanspruchen aber auch die volle **Aufmerksamkeit** und Lob von Ihrem Umfeld. Je mehr Sie in Kontakt mit Ihrer Besonderheit sind und sie verwirklichen, umso mehr erwächst ein echtes Selbstbewusstsein.

Der Löwe ist der König der Tiere, das möchten Sie im übertragenen Sinn auch sein. Entweder Sie **managen** das Zuhause, **organisieren** in Beruf und Freizeit, bauen eine eigene Firma auf oder spüren einen klaren **Führungsanspruch**. Löwe symbolisiert neben dem Widder die **Sexualität**. Während der Widder für einen hohen Triebpegel steht, ist der Löwe differenzierter und will den Sexakt kreativ gestalten bis hin zur Zeugung von Kindern. Wie Krebs für Mutter und Mütterlichkeit steht, ist der Löwe Symbol für die väterlichen Eigenschaften. Er bringt seine einzigartigen Qualitäten voller Schöpferkraft und Stolz in die Sichtbarkeit und präsentiert sie auf einer echten Bühne oder der Bühne seines Lebens.

Wenn Sie Ihre Vitalität und Ihr Selbstbewusstsein stärken möchten, müssen Sie auf diese Bühne, sich in den Mittelpunkt rücken und strahlen. **Anerkennung, Lob, eine Laudatio** auf ein gelungenes Werk oder Ihre Persönlichkeit sind Balsam und eine Frischekur für Ihr ganzes Wesen. Sie blühen auf, wenn Sie Aufmerksamkeit und Applaus erhalten. Bietet sich dafür gerade keine Gelegenheit, nährt Sie jeder Akt von **Kreativität**: ein selbst gebackener Kuchen, ein besonders arrangierter Blumenstrauß, ein 10-Gänge-Menü für die geladenen Gäste, ein Bild oder ein selbst geschriebenes Gedicht. Alles, in das Sie Ihr **Herzblut** geben und wo Sie mit vollem Herzen dabei sind, stärkt Ihre Lebenskraft und Ihr Selbstvertrauen. Das gilt auch für Aufgaben und Tätigkeiten, die Ihr Organisationstalent und Ihre Managementfähigkeiten auf den Plan rufen.

Die Entwicklungsstufen des Löwen

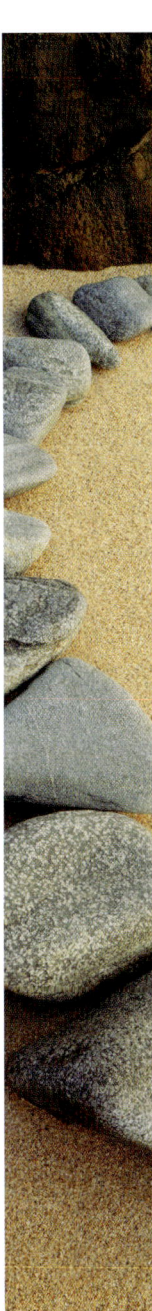

I. Schwaches Selbstbild und Selbstbewusstsein
Unwissen über Ihr Potenzial und Ihre Fähigkeiten
Unselbständigkeit, Handlungsunfähigkeit
Kein Kontakt zu Ihrer Kreativität, Mangel an
    Selbstausdruck
Untergeordnete Position
Mauerblümchen

II. Kompensation des schwachen Selbstwertge-
    fühls durch geschwellte Brust und Goldkettchen
Erste Ahnung von Ihren Fähigkeiten
Entwicklung von Selbständigkeit
Vereinzelte kreative Aktionen
Beginn, Ihr Potenzial zu entfalten und Ihren Platz
    einzunehmen
Partylöwe

III. Entwicklung von echtem Selbstbewusstsein
Wissen um Ihre Qualitäten, Stärken und Talente
Eigenständige Lebensweise
Kreativer Selbstausdruck
Entwicklung von Führungsqualitäten
Aufbau einer beruflichen Selbständigkeit

VI. Souveränität
Umsetzung seiner Einzigartigkeit
Optimale Selbstorganisation
Das Leben als Bühne, als schöpferischer Selbst-
    ausdruck
Führungskraft mit Herz
(Lebens-)Künstler, Designer, Unternehmer

Krankheitsdispositionen und Psychosomatik des Löwen

Körperzuordnungen

- Herz
- Blut als Lebenssaft
- Arterien
- Kreislaufsystem
- Zeugungsorgane beim Mann
- Augen

Krankheitsdispositionen

- Entzündungen des Herzmuskels
- Tachykardie (Herzrasen)
- Arteriosklerose
- Hypertonie (Bluthochdruck), Hypotonie (niedriger Blutdruck)
- Angina pectoris
- Fettherz
- Arterien-Thrombose
- Herzrhythmusstörungen, Herzflattern, Herzinfarkt
- Kreislaufkollaps, Ohnmachtsanfälle
- Erkrankungen des Blutes
- Augenerkrankungen (Entzündungen, Fehlsichtigkeit, Glaukom (Grüner Star), Grauer Star)
- Entzündliche Erkrankungen oder Verletzungen der männlichen Geschlechtsorgane (Sexualität, Zeugungskraft), Potenzstörungen.
- Geschlechtskrankheiten, AIDS, z. B. wenn offen für eine zu brutale Sexualität (d. h. allerdings auch immer, dass diese brutale Seite irgendwo im eigenen System angesiedelt ist und weiterentwickelt werden muss.)

Psychosomatik

Löwe symbolisiert die **Lebenskraft** und den **Lebenswillen**. Lebenskraft spiegelt sich auch in Ihrem Lebenssaft, dem Blut, wider. Bei **Blutungen** verlieren Sie Vitalität. **Blutarmut (Anämie)** spricht ebenfalls dafür, dass nicht genügend Kraft vorhanden ist, um Ihre Lebensaufgaben anzugehen und zu bewältigen. Auch **„verschlacktes Blut",** in dem zu viele Schadstoffe mitgeführt und im Körper verteilt werden, bringt Müdigkeit, Schwäche und irgendwann auch Erkrankungen mit sich. Letztendlich ist die Leber in ihrer Entgiftungsfunktion überfordert.

Auch **Durchblutungsstörungen** mit Mangelversorgung des Gewebes mit Nährstoffen und Sauerstoff sowie unzureichendem Abtransport von Stoffwechselprodukten und CO_2 schwächen den Körper und sind potenzielle Krankheitsfaktoren. Alle aufgezählten Formen des Blutmangels sind Abbild einer **inneren Kraftlosigkeit**, weil Sie zu wenig Herzblut einsetzen, um Ihren ureigenen Weg zu gehen. Und nur auf diesem einzigartigen, Ihrer Natur entsprechenden Weg tun Sie sich, Ihrem Umfeld und der ganzen Welt etwas Gutes. Genauso sind Sie gemeint und genau so werden Sie hier gebraucht. Es ist nicht nur Ihr Recht, sondern Ihre Pflicht, dass Ihr Sinn und Ihr Leben auch in Bezug auf Ihre unkonventionellen Seiten und Qualitäten, deren Umsetzung viel Mut erfordern, ein exaktes Abbild Ihrer echten Persönlichkeit wird.

Dasselbe gilt für **niedrigen Blutdruck (Hypotonie).** Er unterstützt die Kraft- und Saftlosigkeit, um nicht mehr als nötig am Leben teilzunehmen und keine Verantwortung mehr übernehmen zu müssen, es aktiv zu gestalten. Was würden Sie endlich gerne tun und gestalten in Ihrem Leben, wenn Sie fit, energiegeladen und handlungsfähig wären?

Bluthochdruck (Hypertonie) kann als Folge unterdrückter oder sehr gewaltiger Wut und Aggression betrachtet werden, verstärkt durch Stress und ungesunde Ernährung. Es ist mehr Power oder Gefühl da, als in Taten oder Produktivität kanalisiert werden kann. Sinn machen kann dann eine klare Zielsetzungen und eine realistische, schrittweise Umsetzung, Mut zu neuen Taten sowie weniger Verbissenheit, Vorstellungsfixierung und Zwänge.

Ursache von Hypertonie kann auch die zunehmende Verkalkung der Arterien **(Arteriosklerose)** sein, die das frische Blut in das Gewebe transportieren. Es kommt damit immer weniger Lebenskraft an, das Blut (Vitalität) kann sich nicht frei bewegen und in der Fülle das Gewebe versorgen, wie es nötig wäre (wie Sie es gerne tun würden oder früher auch getan haben). Gleichzeitig steigt der Druck an.

Hier braucht es eine **Kehrtwende auf allen Ebenen**: Welche Strukturen und Ordnungen in Ihrem Leben haben bisher Halt geboten, sind jetzt aber überholt und stehen Ihrer Lebendigkeit und Weiterentwicklung im Weg? Wie könnte eine neue Verhaltens-/Lebensweise aussehen? In welchen Einzelschritten können Sie das Alte hinter sich lassen und die neue Form ins Leben rufen? Wo und wie beschneiden Sie sich durch fixe Vorstellungen, wie etwas zu sein hat, obwohl es heute gar nicht mehr zu Ihnen passt? Wo erkennen Sie selbstzerstörerische Züge oder destruktive Verhaltensweisen gegenüber anderen oder einer Sache, statt bewusst etwas zu verabschieden (Selbstbild, Bindungen, bisherige Stätten Ihrer Macht), um neu geboren zu werden?

Eine **Herzinsuffizienz** ist Folge einer Vorerkrankung (Arteriosklerose) oder altersbedingt.

Nicht gelebter Freiheitsdrang und überfälliger Ausbruch aus unerträglicher Enge und Beschneidung zeigt sich in **nervösen Herzbeschwerden**, **Herzrhythmusstörungen** bis **Herzflattern**.

Wird der Dauerdruck nicht behandelt und die Lebensweise aktualisiert (Ernährung, Bewegung, Lebensgestaltung, Verhaltensweisen), kann es zum endgültigen Stopp oder Beinahe-Stopp bei einem **Herzinfark**t kommen.

Bei **Entzündungen des Herzmuskels** geht es ebenso an die Substanz. Es spielen auf jeden Fall Aggression und die Notwendigkeit, aktiv und mutig zu handeln, eine Rolle.

Geben Sie dauerhaft Ihr Herzblut in eine Sache oder verausgaben sich anderweitig total, mit all Ihrem Herzen, besteht die Gefahr eines **Burnout-Syndroms**.

Augenerkrankungen fragen: Was wollen Sie nicht sehen? **Grüner Star** verweist auf Überdruck im System, **Grauer Star** gehört zum Alterungsprozess. Wird die trübe Linse, die vieles nicht mehr sehen wollte und konnte, ausgewechselt, können Sie das als Anregung und Unterstützung nehmen, die Welt – egal in welchem Alter – mit neuen Augen zu betrachten.

Erkrankungen der männlichen Geschlechtsorgane, besonders wenn sie auf die Zeugungsfähigkeit schlagen, hinterfragen Ihre Art der Sexualität (entspricht sie voll und ganz Ihrem Wesen und Ihren Bedürfnissen?) und Ihrem Wunsch, sich durch das „Produkt" Kind oder andere Werke zu zeigen? Oder sollte Ihre Art des Unternehmens, der beruflichen Selbständigkeit oder des Life-Managements, des Mann- und Vater-seins geändert werden?

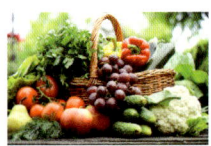

Gesundheitstipps für den Löwen

Ernährungstherapie

Bei **niedrigem Blutdruck** hilft neben Bewegung und morgendlichen Wechselduschen salzige Ernährung mit **2,5 bis 3 Litern Flüssigkeit**, die aus natriumreichem Mineralwasser, Kräuter- und Früchtetee, Obst- und Gemüsesäften bestehen sollte. Koffeinhaltige Getränke helfen zwar nur kurz zum Aufputschen, können aber für wichtige Aktionen eine vorrübergehende Unterstützung sein (Kaffee, Schwarztee, Matetee).

Bei **Bluthochdruck** steht an erster Stelle die **Gewichtsreduktion** bis zu einem Body-Mass-Index unter 25 kg/m² (Berechnung: Anzahl Kilo dividiert durch (Größe in Metern mal Größe in Metern), z. B. 73 kg: (1,70 mal 1,70 = 2,89), d.h. 73:2,89 = 25,25.

Die Ernährung sollte **vollwertig, ballaststoffreich und fettarm** sein (fettarme Milchprodukte, Vollkorn, Obst, Gemüse, Geflügel, Fisch, Nüsse, hochwertige Pflanzenöle, wie Oliven-, Sesam-, Raps- und Leinöl für die Zufuhr von Omega-3-Fettsäuren, frischer Knoblauch). **Salz so gut wie möglich reduzieren**, d. h. keine Fertigprodukte, nichts Geräuchertes, wenig Wurst und Käse, kein Salzgebäck. Würzen mit frischen Kräutern. **Kalium**, der Gegenspieler von Natrium, sollte ausreichend aufgenommen werden (z. B. Getreide, Bananen, Trockenobst, Kartoffeln, Spinat, Champignons).

Empfehlung zum **Alkoholkonsum** von der Deutschen Gesellschaft für Ernährung: Maximal 2 bis 3-mal wöchentlich 20 g für Männer (2 Gläser Bier oder Wein) und 10 g für Frauen.

Auch bei **Arteriosklerose** und zu ihrer Vorbeugung empfehlen sich kalt gepresste Pflanzenöle: Olivenöl, einfach ungesättigt mit viel antioxidativem Vitamin E, Lein- und Rapsöl sowie Lachs, Hering, Makrele mit mehrfach ungesättigten Fettsäuren (Omega-3) sowie Schwarz-, Mate- und Grüntee, Tomaten (stark antioxidativ) und Haferkleie.

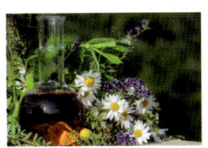

Naturheilkunde

Naturheilkundliche Mittel stärken und regene-rieren das Herz und beugen Herz- und Gefäß-erkrankungen vor. Sie können unterstützend neben der allopa-thischen Medikation bei Bluthochdruck eingenommen werden. Wenn Sie einen naturverbundeneren Weg bei der Behandlung gehen möchten, setzen Sie Ihre Medikamente nicht ab, sondern suchen Sie einen Arzt, der beide Bereiche beherrscht und ver-bindet.

Heilpflanzen

- Baldrian, Hopfen, Lavendel, Melisse, Passionsblume (Beru-higung bei nervösen Herzbeschwerden, „Stressherz")
- Herzgespann, Weißdorn (schwach blutdrucksenkend, beru-higend auf das Herz bei nervösen = funktionellen Herzbe-schwerden)
- Johanniskraut als Tee oder Kapseln (stimmungsaufhellend, beruhigend, herzunterstützend)
- Weißdorn als Tee, Tinktur, Kapseln (stärkt Herzkraft, Herz-muskel und Herzrhythmus, reguliert den Blutdruck, Präven-tion Arteriosklerose, bei leichter Herzinsuffizienz)
- Roter und wolliger Fingerhut, Meerzwiebel, Maiglöckchen, Adonisröschen (erhöht Stärke und Schlagkraft des Her-zens, ohne mehr Sauerstoff zu verbrauchen, leichte bis

mittlere Herzinsuffizienz, nervöse Herzbeschwerden mit Herzschwäche, Unruhe) – verschreibungspflichtig, Einnahme nur unter ärztlicher Kontrolle!
- Besenginster, Herzgespann, Weißdorn (Herzrhythmusstörungen)
- Knoblauch, Bärlauch, Mistel, Olivenblätter, Schlangenwurz, Weißdorn, Zwiebel (bei Bluthochdruck)
- Artischocken als Saft oder Kapseln, Bärlauch, Flohsamen, Knoblauch und Soja(lecithin), Buchweizen (Tee), Gingko (bei Arteriosklerose)
- Kampfer als Tropfen mit Weißdorn, Ginseng Kapseln, Lavendel Badezusatz, Rosmarin als Salbe, Frischpflanzensaft, Aufguss, Badezusatz (bei niedrigem Blutdruck)
- Sanddorn-Saft (Verbesserung der Herzpumpleistung und des Kreislaufs, blutdruckanregend)
- Augentrost, Habichtskraut, Kornblume (Augenspülungen)

Homöopathie

- Aconitum, Arnica, Aurum metallicum, Belladonna, Conium, Glonoium, Strontium carbonicum, Sulphur (Bluthochdruck)
- Aconitum, Belladonna, Strophantus (Tachykardie, ärztlich abklären lassen, wenn der Puls ohne Belastung über 100 liegt oder nach der Belastung nach 5 Minuten immer noch nicht auf 70 bis 80 abgesunken ist)
- Aconitum, Adonis vernalis, Aurum foliatum, Cactus grandiflorus, Latrodectus mactans, Naja tripidians (Angina pectoris)
- Plumbum metallicum, Arsenicum album (bei blassem Bluthochdruck, für ein hohes Lebensalter, Gedächtnisschwäche)
- Argentum metallicum, Barium muriaticum, Conium, Rhododendron chrysantum, Zincum (Verletzungen des Hodens)

Schüßler-Salze

- Nr. 1 Calcium flouratum D12 (bei Arteriosklerose)
- Nr. 5 Kalium phosphoricum D6 (Herzrhythmusstörungen, heiße 5: 10 Tabletten in heißem Wasser auflösen und schluckweise trinken)
- Nr. 7 Magnesium phosphoricum D6 (10 Tabletten in heißem Wasser gelöst einnehmen, entspannt die Muskelschicht der Gefäßwände bei Bluthochdruck)
- Nr. 10 Natrium sulfuricum D6 (renaler Bluthochdruck)

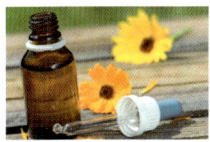 # Feinstoffliche Heilweisen

Blütenessenzen

- Larch (Mangel an Selbstbewusstsein)
- Heather (wenn zu aufmerksamkeitsbedürftig und selbstbezogen)
- Aloe vera (bei Erschöpfung nach zu viel Kreativität)
- Baby Blue Eyes (beim Festhalten an negativen Erfahrungen mit Vater/Autoritäten, lernen, auch das Gute in der Welt wahrzunehmen und anzunehmen)
- Basil (bei Abwertung der Sexualität als nicht spirituelle Kraft, zur Verbindung von Sex mit dem Herzen)
- Buttercup (Mangel an Selbstbewusstsein)
- Deer Brush (zum Leben aus dem Herzen heraus)
- Golden Yarrow (hohes künstlerisches Potenzial und dabei Rückzug aus Angst vor Verletzung Ihrer Sensibilität)
- Hibiscus (bei Trennung von Ihrer weiblichen Seite beim Sex aufgrund von Verletzung und Missbrauch)
- Indian Paintbrush (für mehr Kontakt zu Ihrer Kreativität)
- Iris (bei Selbstbegrenzung bzgl. Ihrer Schöpferkraft)

- Milkweed (um erwachsen und selbstverantwortlich zu werden, für vitale Ich-Kraft)
- Mullein (für Vertrauen in die Intuition als Basis für Ihre Selbstverwirklichung)
- Penstemon (für mehr Selbstvertrauen in schwierigen Situationen)
- Rosemary (für körperliche Vitalität)
- Saint John's Wort (für Stärke und Schutz durch inneres Licht)
- Sticky Monkeyflower (für mehr Offenheit, Fluss und Bewusstheit in der Sexualität)
- Sunflower (zur Heilung der Vaterbeziehung, für Manneskraft, Selbstbewusstsein und Kreativität)
- Zinnia (Wiederkontakt mit Ihrem kindlichen Wesen bei zu viel Strenge zu sich selbst)

Ätherische Öle

- Ingwer (wärmend)
- Cassia (wärmend, erweiternd, herzstärkend)
- Rosmarin (belebend (nicht bei Hypertonie), auch als Badezusatz oder Massageöl)
- Johanniskraut (wärmend, beruhigend, antidepressiv)
- Melisse (auch als Öl einreiben, durchblutungsfördernd, beruhigend)
- Rose (herzöffnend, entspannend)
- Ylang-Ylang (instinkthaft, blutdrucksenkend, erotisierend)

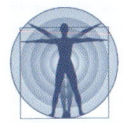

Körper- und Energiearbeit

Der Sonnengruß/Das Sonnengebet

Eine Hatha-Yoga-Übungsreihe zum morgendlichen Erwecken der Energie und aus Spaß an der Bewegung.

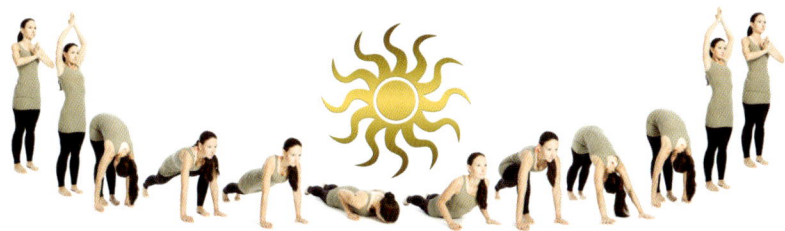

Gesundheitswirkungen

- Dehnen, Durchwärmen, Kräftigen und Straffen des ganzen Körpers
- Anregung des Herz-Kreislauf-Systems und des Stoffwechsels
- Massage und gute Durchblutung der inneren Organe
- Aufladen des Solarplexus mit Energie, was Vitalität und Selbstbewusstsein verschafft
- Verleiht neue Energie und Elan

Bei niedrigem Blutdruck ist die Übung ideal, um morgens in Schwung zu kommen. Bei Bluthochdruck ist sie eher nicht empfehlenswert. Es eignen sich dafür Entspannungs-Positionen wie die Embryostellung Seite 80 (bei Zwillinge) und die Totenstellung Seite 224 (bei Fische).

Lichttherapie

Bewegen Sie sich so oft es geht draußen in der Sonne. Auch bei bewölktem Himmel. Gehen Sie spazieren. Nehmen Sie Sonnenbäder.

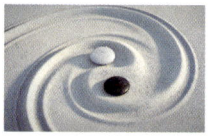

Seelenarbeit

Der Held in Ihnen

Machen Sie eine innere Reise zu dem Helden/in, Star oder König/in in Ihnen. Wählen Sie den Begriff, der Sie am meisten anspricht. Den Weg zu ihm finden Sie, indem Sie sich bequem hinlegen und wie bei der Reise zum inneren Kind Seite 104 (bei Krebs) die Treppe nach unten steigen in Ihre inneren Katakomben, den Gang entlang gehen und an die Tür gelangen, an der

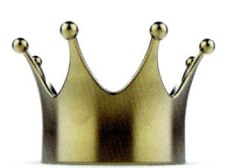

sein Name steht. Sie öffnen die Tür, betreten den Raum und lassen die Atmosphäre auf sich wirken. Sie sehen auch Ihren inneren Helden bzw. König und können ihn fragen, wie es ihm geht und was er sich wünscht, um endlich auftreten und noch mehr strahlen zu können.

Lassen Sie sich Zeit mit ihm. Vielleicht hat er lange keine Aufmerksamkeit mehr bekommen oder möchte endlich eine andere Rolle in Ihrem Leben spielen. Das ist ein innerer Prozess, der mit einer Reise meist nicht abgeschlossen ist. Wenn Sie etwas für Ihr Selbstbewusstsein und/oder die Selbstheilung von Herz- und Kreislauf-Erkrankungen tun wollen, wiederholen Sie diese

Übung. Besuchen Sie Ihren inneren Star bzw. König und geben Sie diesem Persönlichkeitsanteil bewusst einen Platz oder besser Thron in Ihrem Leben.

Sie können den Kontakt auch herstellen, indem Sie die Augen schließen und sich eine weiße Leinwand vorstellen. Darauf erscheint nun Ihr/e innere/r Star oder König/in. Wie sieht er/sie aus? Wie tritt er/sie auf? Auch hier können Sie sehen, wie es dieser Seite in Ihnen geht und fragen, was sie braucht, wie Sie sie nähren können durch konkrete Handlungen, damit sie stärker und souveräner wird.

Als weitere Verstärkung können Sie eine Collage anfertigen mit Bildern, die die Eigenschaften und Ziele symbolisieren, die Sie in Kontakt mit Ihrer inneren Sonnenkraft herausgefunden haben. Fügen Sie ein Foto von sich dazu und hängen Sie es an eine Stelle, wo Sie es ständig sehen.

Malthemen

- Der/die König/in in Ihnen

Kunsttherapie

- Maskenbau und Maskentheater
- Theaterspiel oder andere Aufführungen
- Das ganze Leben als Bühne wahrnehmen, in der Sie die Hauptrolle spielen und die Führung übernehmen möchten

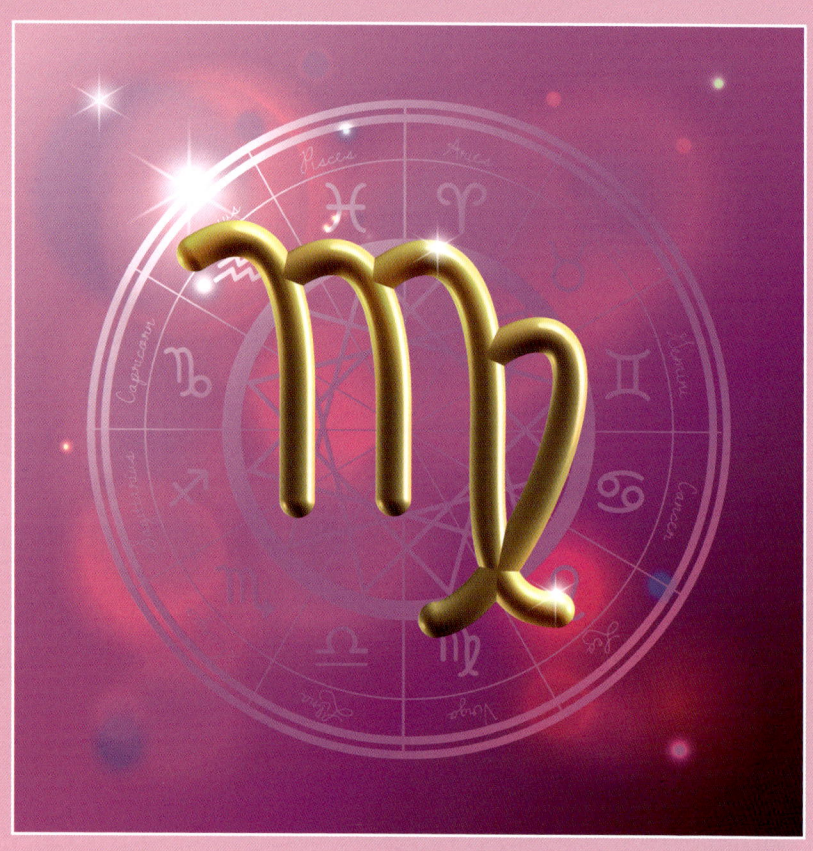

„Gegenüber der Fähigkeit,
die Arbeit eines einzigen
Tages sinnvoll zu ordnen,
ist alles andere im Leben
ein Kinderspiel."

Johann Wolfgang von Goethe

Tierkreiszeichen Jungfrau

23.08. bis 23.09.

Vernunft – Strategie – Exaktheit – Arbeit – Gesundheitsbewusstsein

Lebensmotto: Ich arbeite, also bin ich. Ich will den größtmöglichen Nutzen aus allem ziehen. Ich gehe vernünftig und strategisch vor.

Lebenselixier: Arbeit und Gesundheitsbewusstsein, Reinigungsmaßnahmen, Schaffen von äußerer und innerer Aufgeräumtheit.

Lichtseite: Exaktheit, Vernunft- und Zweckorientierung, Ihre Arbeitsform gefunden zu haben, Anpassungsfähigkeit, Unterscheidungsvermögen, Fähigkeit zur Analyse und Verarbeitung von Lebensereignissen, Dienstbarkeit, Achtsamkeit.

Schattenseite: Extreme Pingeligkeit, zu viel arbeiten, Perfektionismus, übermäßige Anpassung, Masochismus, Aschenputtel-Dasein.

Als Jungfrau möchten Sie in erster Linie **zu Diensten** sein und haben auch eine besondere Affinität zum Dienstleistungsgewerbe. Sie stellen nicht Ihre Besonderheit in den Vordergrund, sondern erledigen **sorgfältig** die Aufgaben, die **Ihre Arbeit und Ihr Alltag** von Ihnen abverlangen. Dabei müssen Sie aufpassen, dass Sie sich nicht übernehmen, zu **perfektionistisch** werden und damit Raubbau an Ihrem Körper betreiben. Das kann sich **gesundheitlich** niederschlagen. Vielleicht zwingt Sie eine Erkrankung dazu, endlich eine Entspannungspause einzulegen.

Ein wichtiges Thema ist **Reinigung** und Aufgeräumtheit auf allen Ebenen, sei es auf dem Schreibtisch, in den wohl sortierten Ablagen in Ordnern, körperlich (Sauna, Fasten) oder seelisch (Psychohygiene). Ausgeprägt sind auch Ihr **analytischer Geist** und

Ihr **strategisches, taktisches Vorgehen**. Schach liegt Ihnen mehr als sportliche Herausforderung, wie ein Fitness-Studio, das bestenfalls aufgesucht wird, um etwas für Ihre Gesundheit zu tun. Herrscher über Ihren Geist ist die **Vernunft**. Wenn Sie sich engagieren, muss es einen greifbaren Zweck erfüllen und alltagstauglich sein. Da Sie in Ihre Überlegungen immer auch den möglichen Super-Gau mit einbeziehen, sind Sie prädestiniert, auch für diesen Worst Case genaue Vorkehrungen zu entwickeln und entsprechend vorzusorgen.

Sie haben eine hohe Affinität zu jeder Art von **Fein- und Detailarbeit**. Gewissenhafte kaufmännische Auswertungen oder wissenschaftliche Laborarbeit unter dem Mikroskop sind eine Spezialität von Ihnen. Jungfrau steht für **Gesundheitsbewusstsein** und ein ausgeprägtes Potenzial, **Gesundheitsvorsorge** zu betreiben und an Ihrer Heilung bewusst mitzuarbeiten. Auch die Psychosomatik, der Zusammenhang zwischen Seele und körperlicher Erkrankung ist eine Domäne von Ihnen. Jungfrau korrespondiert auch mit der **Verdauung**. Sie verfügen über die besondere Fähigkeit, Lebensereignisse zu analysieren (zerlegen) und zu verarbeiten (verdauen). Die Verdauungsorgane sind allerdings auch schnell die Leidtragenden im Körper, wenn aus Zeitmangel oder anderen Gründen zu wenig reflektiert wird oder zu viel, was auf Kosten von Gefühl und Intuition geht.

Wenn Sie Ihre Vitalität und Ihr Selbstbewusstsein steigern wollen, eignen sich **Reinigungsmaßnahmen** jeder Art, sei es der Frühjahrsputz, das Auswaschen der Küchenschränke, ein basisches Gesundheitsbad oder ein Nachmittag in der Sauna.

Auch das Durchsortieren Ihrer Schreibunterlagen und der Aufbau einer zweckmäßigeren Ordnung fördert Ihr Wohlbefinden. Ein ganz wesentlicher Faktor für Ihr Selbstwertgefühl ist Ihre **Arbeit**. Das kann die Erledigung der Alltagsaufgaben genauso betreffen, wie Ihre berufliche Tätigkeit. Arbeit zu haben und sie sorgfältig und gewissenhaft zu erledigen, sind das A und O für Ihr Selbstverständnis und ein gesundes Selbstbewusstsein.

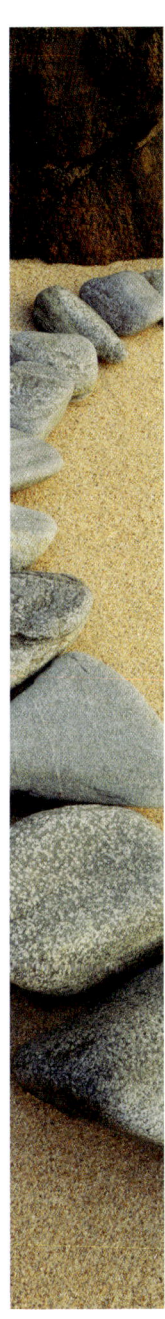

Die Entwicklungsstufen der Jungfrau

I.
Alltagsuntauglich
Arbeitslos
Ungesunde Lebensweise
Unkenntnis darüber, was Ihr Dienst in diesem
    Leben ist
Wenig Bezug zur Sauberkeit

II.
Erledigung der wichtigsten Alltagsanforderungen
Gelegenheitsarbeiter
Vom Fastfood zur Mischkost
Drang, Ihren Dienst zu finden und zu tun
Regelmäßiges Waschen

III.
Ihren Alltag geregelt bekommen
Feste Arbeitsstelle
Gesunde Kost, 1-mal wöchentlich Sport
Ihren Dienst leisten
Tägliches Duschen und Pflegen

VI.
Perfekte Alltagsbewältigung
Erfüllende Vollzeittätigkeit
Bio-Vollwertkost, Qi Gong und Yoga
Gewissenhafte und sorgfältige Verrichtung
Ihres Lebensdiensts
Reinigung und Pflege des Körpers mit Naturpro-
    dukten, Bürstenmassage, Sauna

Krankheitsdispositionen und Psychosomatik der Jungfrau

Körperzuordnungen

- Dünndarm
- Dickdarm (bis auf Enddarm/Mastdarm)
- Blinddarm
- exkretorischer Teil der Bauchspeicheldrüse (Produktion und Abgabe von Verdauungsenzymen)
- Verdauungsprozesse

Krankheitsdispositionen

- Erbrechen, Blähungen, Durchfall, Verstopfung, Krämpfe
- Dysbakterie
- Reizdarm
- Darm- und Blinddarmentzündung (Enteritis, Appendizitis, Morbus Crohn, Colitis ulcerosa)
- Entzündung der Bauchspeicheldrüse (Pankreatitis), Pankreaszysten
- Zwölffingerdarmgeschwür
- Darmstenosen, Darmverschluss
- Darmpolypen
- Darmparasiten (Würmer)
- Darm- und Pankreastumore

Psychosomatik

Als Jungfrau verfügen Sie über die Fähigkeit, Dinge bis in die kleinste Einzelheit zu **zerlegen** und mit **analytischem Blick** zu untersuchen. Das machen Sie in Ihrem Darm mit dem eingehenden Speisebrei und in Ihrem Leben mit den Ereignissen, die

Ihnen widerfahren, Ihren Gefühlen und Ihrer Denkweise. Durch die Analyse wird es möglich, Geschehnisse **auszuwerten, zu verarbeiten und zu verdauen.**

Werden sie einfach durchgeschleust und nicht näher betrachtet, weil es zu viele sind oder weil Sie nicht genauer hinsehen möchten, spiegelt sich das in **Durchfall** wider. Auch Angst („macht vor Angst in die Hosen") und Schreck können sich in einer schlagartigen Entleerung des Dams niederschlagen.

Bei einer **akuten Darmentzündung** wollen Sie alles loswerden, durch Erbrechen und durch Durchfall. **Verstopfung** heißt jetzt nicht, man kommt aus der Analyse gar nicht mehr heraus, sondern hat als Prozess im Dickdarm mit Loslassen zu tun. Es ist Ihres, Sie wollen es behalten oder es fehlt an Vertrauen, Dingen ihren Lauf zu lassen und vertrauensvoll mitzugehen. Vielleicht fühlen Sie sich in Ihrem Umfeld übergangsweise auch nicht sicher genug für diesen Vorgang (fremde Umgebung, Urlaub).

Die **Reisediarrhoe** spricht dafür, dass es zu viele Eindrücke und Erlebnisse sind, die in der Kürze nicht aufgenommen und verarbeitet werden können.

Bei **Blähungen** gärt etwas in Ihnen, etwas das unangenehm oder negativ von Ihnen wahrgenommen wird. Der Verdauungsvorgang findet statt, entwickelt aber eine schlechte Stimmung. Vielleicht stinken Sie auf diese Weise gehörig gegen etwas an, was auch in Worten oder Taten ausgedrückt werden könnte.

Der körperliche Weg läuft unbewusst ab und erscheint erst mal einfacher. Blähungen sind körperlich meist Folge einer **Dysbakterie**. Sie entsteht durch falsche Ernährung, Medikamente (Antibiotika, Kortison, Chemotherapie) und andere Faktoren. Bleibt sie unbehandelt, sowohl körperlich (Vitalkost, Darmsanierung), seelisch-geistig (Verarbeitung) und im Handeln (notwendige Veränderungen), kann sie zu chronischen Entzündungen und langfristig zu Darmkrebs führen.

Der Verdauungsprozess findet mithilfe von Enzymen statt, die im exkretorischen Teil der Bauchspeicheldrüse gebildet werden (inkretorisch = Insulin). **Enzymmangel** führt zu Fettstühlen und ist erneut Zeichen mangelnder Verarbeitung und Verdauung auch auf seelisch-geistiger Ebene.

Akute Bauchspeicheldrüsenentzündung hat als Ursache fast immer Gallensteine, die den Weg der Enzyme in den Dünndarm durch ihre Größe verschließen und zu einer teilweisen Selbstverdauung des Organs führen (Galle = Widder, bei Gallensteinen und dem Verschließen des Gangs spielen unterdrückte Aggression, Wut oder nicht gelebte Initiativ- und Durchsetzungskraft mit eine Rolle).

Chronische Pankreatitis ist Folge von Alkoholkonsum (Sucht aufgrund der Unmöglichkeit, konstruktive Pausen von der Enge des Alltags und der Arbeit zu machen, und deshalb mithilfe von Suchtstoffen abdriften, sich abgrenzen und diese Welt halbwegs erträglich finden zu können).

Ein **Reizdarmsyndrom**, d. h. funktionelle Darmbeschwerden ohne körperliche Erkrankung, ist Zeichen von sehr viel Unruhe, unterdrücktem Ausbruch aus unstimmigen oder überholten Situationen aus Vernunftgründen und zu starker Anpassung sowie verdrängten Aggressionen.

Bei **Wurmbefall** frisst jemand in Ihrem Leben zu viel mit, raubt Ihnen Ihre Reserven und macht Sie krank. Die Parasiten gelangen durch mangelnde Hygiene in den Körper. Gefragt sind die Jungfrau-Qualitäten Unterscheidungsvermögen und Reinlichkeit. Wer oder was tut Ihnen gut und wer oder was schmarotzt nur in Ihrem Leben?

Schwierigkeiten am Arbeitsplatz oder einem anderen Ort, an dem Sie Ihren Dienst im Leben verrichten, korrespondieren immer mit dem Darm. Ärger und Wut oder mangelnde Durchsetzungskraft können eine **akute Entzündung**, dann eine **Chronifizierung** (Morbus Crohn, Colitis ulcerosa), ein **Zwölffingerdarmgeschwür** und langfristig eine **Tumorbildung** verursachen. Workaholismus als Dauerzustand und damit die zunehmende Reduktion Ihres Lebens auf die Arbeit, die gekoppelt mit extremem Perfektionismus selbstzerstörerische Züge annehmen kann, kann sich in **Verengungen** (Stenosen), gutartigen Geschwulsten (**Polypen**) bis hin zu einem **Darmtumor** zeigen.

Erkrankungen des Dünndarms haben demnach vor allem das Thema Arbeit, Alltagsbewältigung, Verarbeitung von Lebensereignissen. Krankheiten des Dickdarms haben mit Loslassen und der Ausscheidung von allem, was Ihnen nicht oder nicht mehr von Nutzen ist zu tun.

Im Darm sind so viele Nervenzellen wie im Gehirn eines Hundes. Das heißt er ist kein dumpfer Ort, an dem nur stoisch die Nahrung verdaut wird, sondern er kann fast schon als Ihr zweites Gehirn betrachtet werden, das empfindlich auf alle Arten von psychischer Belastung und Stress reagiert und mit dem ersten Gehirn im Schädel auch interagiert.

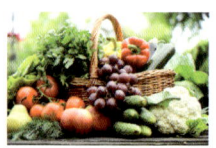

Gesundheitstipps für die Jungfrau

Ernährungstherapie

Bei **Durchfall** ist ausreichende Flüssigkeitszufuhr in Form von stillem Mineralwasser, Kamillen-, Pfefferminz- oder Fencheltee sowie Karotten- und Johannisbeersaft wichtig. Wohltuend kann auch eine verdünnte Hühnerbrühe sein. Stopfende Nahrungsmittel sind z. B. Bananen, Zwieback und Reis.

Bei sehr viel Flüssigkeitsverlust können Präparate mit Elektrolytlösungen notwendig sein. Eine Spezialmischung stellt auch ein 10 Minuten gezogener Grün- oder Schwarztee mit einer Prise Salz und etwas Traubenzucker dar. Kommen Fieber und Schüttelfrost dazu und werden die Durchfälle blutig, sofort einen Arzt aufsuchen!

Bei **Verstopfung** helfen eingeweichte Trockenpflaumen, die man mit dem Einweichwasser zu sich nimmt. Auch gut: Dörrpflaumensaft, Trockenfeigen, Wassermelonen auf nüchternen Magen, kernhaltige Trauben, Ballaststoffe (insbesondere Leinsamen und Flohsamen, reguliert auch Durchfall), Wasser und 1 Teelöffel Oliven- oder Leinöl morgens sowie Ballaststoffe (Kleie, Pektin in Obst, Inulin in Chicorée, Lauch und Topinanbur).

Bei einem **Reizdarm** sind regelmäßige und kleine Mahlzeiten, die langsam zu sich genommen werden, das Vermeiden von blähender Kost (Hülsenfrüchte, Kohl) und fettreicher Ernährung hilfreich. Noch wichtiger sind Bewegung und Entspannungsübungen, siehe auch Körper und Energiearbeit.

Bei entzündlichen Darmerkrankungen wird nicht mehr mit breiiger Schonkost gearbeitet. Sie kommt nur auf den Speiseplan bei der **akuten Entzündung** (Magen-Darm-Grippe): 1 bis 2 Tage mit mundwarmem Tee schluckweise trinken. Darauf folgt die Schleimsuppe aus Wasser, Haferflocken und etwas Salz, die je nach Verträglichkeit schrittweise mit Milch und gekochtem, zerkleinerten Obst, Gemüse und Fleisch angereichert wird. Dann kann zu leichter Vollwertkost übergegangen werden, die auf kleine Mahlzeiten verteilt wird.

Die Ernährung bei **Morbus Crohn** und **Colitis ulcerosa** gehört bei akuten Schüben in die Hand des Arztes. Naturheilkundlich kann die Mayr-Diät (Milch und Semmel) hilfreich sein. In schubfreien Intervallen wird empfohlen, ein Ernährungstagebuch zu führen und so herauszufinden, was individuell vertragen wird und was nicht.

Je nach Schweregrad ist die Aufnahme von Nahrungsergänzungsmitteln, z. B. Zink, notwendig, was mit dem Arzt besprochen werden sollte. Unter ärztlicher Betreuung ist auch ein Heilfasten zwischen den Schüben sinnvoll.

Bei **Darmstenosen** keine faserigen Nahrungsmittel zu sich nehmen (Äpfel, Tomaten- und Paprikahaut, Blattsalate, Kohl, Spargel, Zitrusfrüchte, Vollkornprodukte, Obstschale, Obstkerne). Frucht oder Gemüse vorher schälen oder ganz pürieren, da es sonst zu einem Darmverschluss kommen kann.

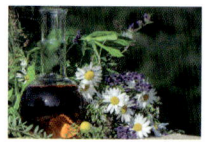

Naturheilkunde

Heilpflanzen

- Flohsamen, Leinsamen (Durchfall, Verstopfung, Reizdarm, nicht bei Darmstenosen)
- Fenchel, Kümmel, Anis als Tee (Blähungen)
- Kamille als Tee, Pfefferminze als Kapseln (Bauchkrämpfe)
- Brombeer- und Himbeerblätter, Schwarztee, Blutwurz, getrocknete Heidelbeerfrüchte (Durchfall)
- Wermut- und Kamillen-Tee, Borretsch- und Nachtkerzenöl, Kurkuma, Teufelskrallenextrakt, Blutwurz, Weihrauchpräparate, Kamille (Darm-Entzündungen)
- Eibischwurzel, Spitzwegerich, Malve (schleimstoffhaltig, bei Darmentzündungen)
- Knoblauch in Milch, Weißkohlsaft, Rhabarberwurzeln, Thymian (Würmer)

Homöopathie

- Bryonia (Durchfall oder Verstopfung nach Ärger und Überhitzung, stechende Schmerzen)
- Silicea (Verstopfung mit Einrissen und Hämorrhoiden)
- Graphites (Verstopfung, Stuhl mit Schleim und übelriechenden Bähungen)
- Kalium carbonicum (ständige Verstopfung bei Darmträgheit, Blähungen, kolikartige Schmerzen)
- Lycopodium, Hydrastis, Alumina (Verstopfung)
- Sulphur (Wechsel von Durchfall und Verstopfung, erfolgloser Stuhldrang)
- Kalium carbonicum (Verstopfung mit Blähungen und kolikartigen Schmerzen)
- China officinalis (Durchfall mit Blähungskoliken)

- Okoubaka, Colocynthis, Ipecacuanha, Cocculus (Übelkeit, Erbrechen, Durchfall)
- Gelsemium (Durchfall nach Schreck, schlechten Nachrichten, bei Angst)
- Podophyllum (Durchfall im Wechsel mit Kopfschmerzen)
- Carbo vegetabilis, Argentum nitricum, Lycopodium (Blähungen)
- Nux vomica (Durchfall oder Verstopfung nach zu viel Essen, Alkohol und Nikotin, Stress, Unruhe)

Schüßler-Salze

- Nr. 2 Calcium phosphoricum D6 (Übelkeit und Erbrechen mit migräneartigem Kopfschmerz)
- Nr. 3 Ferrum phosphoricum D12, Nr. 5 Kalium phosphoricum D6 (Psyche), Natrium chloratum D6 (Durchfall)
- Nr. 7 Magnesium phosphoricum D6 (Durchfall mit kolikartigen Schmerzen)
- Nr. 10 Natrium sulfuricum D6 (Bähungen, Verstopfung)

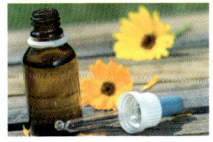 # Feinstoffliche Heilweisen

Blütenessenzen

- Beech (überzogene Kritiksucht)
- Crab Apple (Perfektionsdrang, Reinigungsfanatismus)
- Elm (Überperfektionismus, kurzfristige Überforderung bei Dauerleistung)
- Oak (Dauerleistungsdruck, Überanstrengung)
- Olive (bei Erschöpfung auf allen Ebenen)
- Rock Water (Verbissenheit, Überkorrektheit)

- Pine (um sich zu vergeben bei Schuldgefühlen und Über-
gewissenhaftigkeit)
- Vervain (bei Daueranspannung und Überlastung, Raubbau
am Körper)
- Dill (bei zu vielen Eindrücken durch Außeneinflüsse,
besonders auch bei der Arbeit)
- Filaree (für mehr Distanz bei Detailverhaftung)
- Queen Anne's Lace (für klare Wahrnehmung)
- Rabbitbrush (für mehr Gesamtüberblick bei zu viel
Fixierung auf die Einzelheiten)
- Shasta Daisy (bei geistiger Zersplitterung, für die Fähigkeit
zu Gesamtschau)

Ätherische Öle

- Koriander, Kümmel, Ingwer (anregend, würzig, verdauungs-
fördernd)
- Kampfer (durchputzend, reinigend. Vorsicht: abortiv, nicht in
der Schwangerschaft und bei Bluthochdruck anwenden!)
- Lavendel (Reinigungsduft, geistig klärend bei zu starker
Verhaftung an Einzelheiten, beruhigend)
- Myrrhe (für mehr Weichheit bei zu viel Einfluss der Ratio)
- Muskatnuss (wärmend, beruhigend – Vorsicht: abortiv, nicht
in der Schwangerschaft anwenden!)
- Vetiver-Wurzel (erdend, zentrierend)

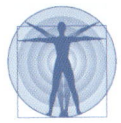

Körper- und Energiearbeit

Allgemeines

– Körperliche Reinigungsaktionen (Bäder, Sauna, Fasten)

Entsäuerung

– reinigende körperliche Übungen aus dem Yoga
  (z. B. Nasenspülung)
– Ayurvedische Reinigungskuren (ambulant bei Ayurveda-
  Ärzten oder -Heilpraktikern oder stationär in Ayurveda-
  kliniken in Deutschland oder für Reisefreudige in Indien
  und Sri Lanka).

Qi Gong Alltagsübungen (Die 8 Brokate)

Eine Übungsreihe, bestehend aus acht Teilen, bei der alle Me-
ridiane gedehnt, aktiviert und ausgeglichen werden. Sie sollte
am besten bei einem Qi Gong-Lehrer erlernt werden (VHS-Kurs,
Qi-Gong-Institut).

Bauch-Selbstmassage

Setzen oder legen Sie sich bequem hin. Tief und entspannt einatmen. Beim Ausatmen unter dem Nabel 4 Fingerkuppen in den
Bauch drücken, beim Ausatmen wieder nach oben wegnehmen.
Einatmen, beim Ausatmen die Fingerkuppen rechts davon in
den Bauch drücken. Einatmen, wieder ein Stück weiter beim
Ausatmen die Finger in den Bauch drücken. Die Massage findet
im Uhrzeigersinn unter dem Nabel beginnend, nach oben und

links um den Nabel herum in immer weiteren Kreisen statt, bis der ganze Bauch massierte wurde (Vorsicht, sanft im Solarplexus-Bereich) und dann gegen den Uhrzeigersinn in immer kleineren Kreisen zurück zum Nabel.

Ölziehen/-kauen, gut zum Entgiften. Am besten nüchtern, direkt nach dem Aufstehen, wie beschrieben durchführen:

1 Esslöffel kalt gepresstes Bio-Sesamöl in den Mund nehmen, dann das Öl 15 Minuten im Mund hin und her bewegen, durch die Zähne ziehen, auch mal kauen. Nicht schlucken! Nach einer Viertelstunde ist das Öl dünnflüssiger, weil emulgiert und Sie können es in ein Papiertaschentuch entsorgen. Dann den Mund mit warmem Wasser mehrmals ausspülen und sehr gut die Zähne putzen.

Atemübung

Milz-Pankreas-Laut im Tao-Yoga von Mantak Chia

Sie finden die Anleitung zu allen 6 heilenden Lauten unter you-tube.de, Suchbegriff: „Mantak Chia, die 6 heilenden Laute"

Hatha-Yoga

Die Zange (Vorwärtsbeuge) zur Stimulierung von Bauch-speicheldrüse, Leber und Nieren

Ausführung
— Setzen Sie sich mit gestreckten Beinen und aufrechtem Oberkörper hin. Die Füße werden zum Körper hin gezogen und stehen im rechten Winkel zum Boden
— Heben Sie Ihre Arme gestreckt nach oben, Handflächen nach innen
— Strecken Sie Ihren Körper, indem Sie die Arme nach oben in Richtung Decke ziehen
— Bewegen Sie Ihren Oberkörper aus der Hüfte heraus mit den gestreckten Armen langsam nach vorne und unten in Richtung Ihrer Beine, soweit Sie kommen.
— Wenn Ihre Hände nicht bis zu den Füßen reichen, legen Sie sie vorher neben den Beinen ab.
— Kein Rundrücken und nicht den Kopf Richtung Kinn beugen, um näher an die Beine zu kom- 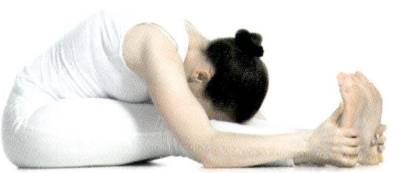 men. Ihre Beweglichkeit wird sich bei regelmäßi-gem Üben schnell ver-bessern.
— Halten Sie diese Stel-lung, indem Sie sich beim Ausatmen immer mehr hineinent-spannen und loslassen, so lange es für Sie angenehm ist.
— Wenn Sie diese Übung über mehrere Minuten halten, ge-nügt eine Durchführung. Wenn Sie sie weniger als 1 Minute halten können, wiederholen Sie sie noch 2-mal.

Gesundheitswirkungen
- Stimulierung der Bauchspeicheldrüse zur Ausschüttung von Verdauungsenzymen und Insulin. Dazu muss die Übung möglichst lange (mindestens 5 Minuten und länger) gehalten werden
- Stärkung des Immunsystems im Darm
- Anregung von Leber und Niere und damit der Entgiftung und Ausscheidung
- Streckung der Wirbelsäule, Lösung von Bandscheiben und Wirbelkörper
- Aktivierung der Hüft, Knie, Schulter- und Ellbogengelenke
- Dehnung und Straffung von Rücken-, Po-, Oberschenkel- und Unterschenkelmuskeln

Als Ausgleich können Sie die Übung Kamel (Seite 80 Zwillinge) oder Kobra (Seite 102 Krebs) durchführen.

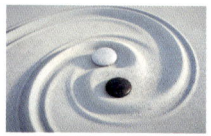

Seelenarbeit

Reinigung mit weißem Licht

Legen Sie sich entspannt hin. Stellen Sie sich vor, wie weißes Licht von oben in Ihren Kopf gelangt, wie es sich ganz langsam, scheibchenweise durch Ihren Kopf durcharbeitet und diesen bis in die letzte Zelle reinigt und vollkommen erhellt. Lassen Sie nun das Licht weitergehen zu Ihrem Hals und auch diesen in kleinsten Abschnitten durchdringen und reinigen. Gehen Sie weiter durch Ihren ganzen Körper bis hin zu den Fußsohlen. Stellen Sie sich vor, dass immer neues weißes Licht, das endlos zur Verfügung steht, durch Ihren Scheitel nachkommt. An Stellen, die besonders blockiert scheinen, als ob hier schon seit ewigen Zeiten kein Licht und Leben mehr gewesen wäre, bleiben Sie besonders lange mit Ihrer Aufmerksamkeit und lassen stets neues weißes Licht nachkommen, das diese Stellen mehr und mehr zum Fließen bringt und wieder zum Leben erweckt.

Collage

– optimale Arbeitsbedingungen
– perfekter Arbeitsplatz

Malthema

Was in Ihnen im Moment wahrgenommen und verarbeitet werden möchte

Meditation

Achtsamkeitsübungen (Kurse an der VHS, bei Heilpraktikern)

Vipassana (Achtsamkeitspraxis und -meditation aus dem Theravada-Buddhismus, erlernbar z. B. in 10-tägigen Meditations-Retreats, organisiert und geleitet von entsprechenden Meditationszentren)

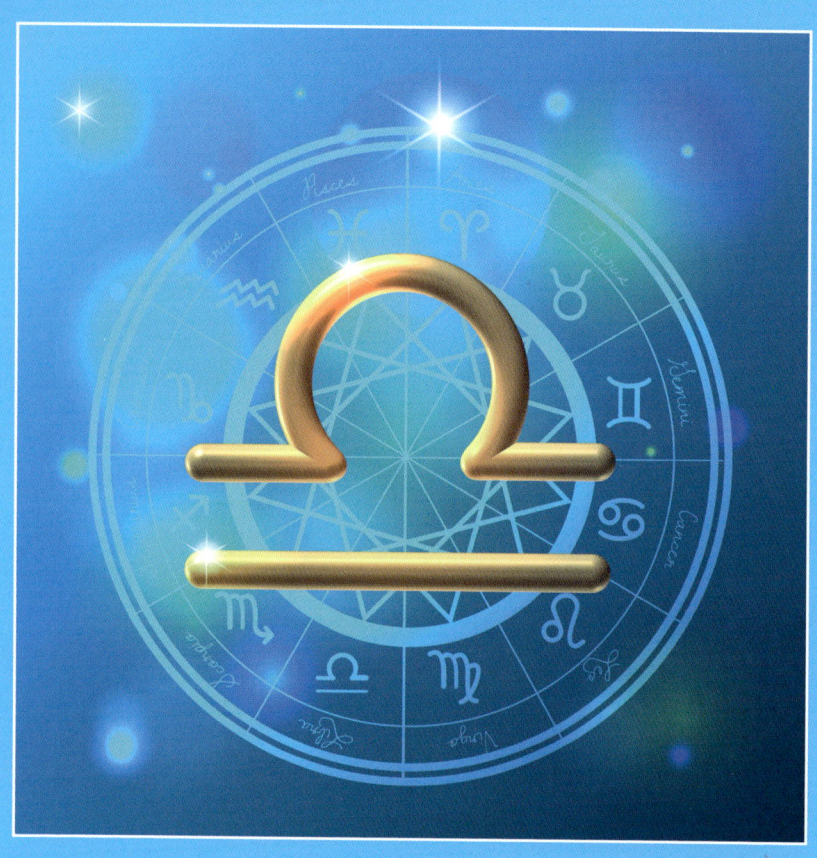

„Beziehung ist der Spie-
gel, in dem wir uns selbst
so sehen, wie wir sind."

Jiddu Krishnamurti

Tierkreiszeichen Waage

23.09. bis 23.10.

Partnerschaft – Beziehungsmuster – Harmoniebedürfnis – Schönheitssinn

Lebensmotto: Ich liebe und lebe in einer Beziehung, also bin ich.

Lebenselixier: Partnerschaft, Liebesleben, Ihre Attraktivität und Schönheit pflegen.

Lichtseite: Beziehungsorientierung, Freundlichkeit, entgegenkommendes Wesen, kultivierte Umgangsweise, Geschmack, Schönheitssinn, Taktgefühl, Diplomatie, Ausgleich und Harmonie herstellen können, Schlichten und Vermitteln, Kompromissbereitschaft, eigene Definition von Attraktivität finden und leben.

Schattenseite: Zu sehr auf das Gegenüber, den Partner ausgerichtet, den Partner nicht als Spiegel erkennen und ihn für alles verantwortlich machen. Entscheidungsschwäche, es allen recht machen wollen, keine Stellung beziehen, künstliche Dauerfreundlichkeit, um Konfrontationen aus dem Weg gehen zu können, sich die Mode von außen diktieren zu lassen.

Als Waage sind Sie vollkommen auf das Du ausgerichtet. **Begegnungen** und **Liebesbeziehungen** sind das Nonplusultra für Sie. Was denkt, fühlt und tut der/die Andere? Wie wirken Sie auf das Gegenüber? Wie können Sie ihm/ihr gefallen?

Nachdem die ersten sechs Tierkreiszeichen von Widder bis Jungfrau die innere Struktur abbilden und aufbauen, geht es in den weiteren sechs Sternzeichen darum, mit dieser Struktur nach außen zu gehen, hier in die Beziehung.

Als Waage entwickeln Sie einen ausgeprägten **Schönheitssinn und Stilbewusstsein**. Sie drücken sich durch Ihre Form von

Attraktivität aus und betrachten auch den Anderen durch diese Brille. Ist die **Anziehungskraft** groß genug, kann es funken und es entsteht eine **Partnerschaft**. Dann sind Sie am Ziel Ihres wichtigsten Lebensinhalts angekommen: Der/die Andere, Gemeinsamkeit, der Aufbau und die Gestaltung einer Liebesbeziehung. Sie tendieren dazu, sich über den Partner, über Ihre Partnerschaft zu definieren und sind bereit, um des lieben Friedens willen Konflikte und Konfrontationen zu meiden. Dadurch wird Einiges unter den Teppich gekehrt, das für die Weiterentwicklung Ihrer Beziehungsmuster und der Beziehung selbst wichtig wäre. Der Erhalt der guten Stimmung und der Partnerschaft gehen vor.

Als Waage brauchen Sie auch Ihr inneres **Gleichgewicht** und **inneren Frieden**. Durch den engen Bezug zum Partnerthema empfiehlt sich dafür die Verarbeitung vergangener Begegnungen, um neu anfangen zu können. Partnerprobleme sind ernst zu nehmen und gehen tief. Sie schlagen auf Ihre Vitalität und gesundheitlich auf die Nieren. Am besten eignet sich frühzeitig professionelle Hilfe durch eine Paartherapie.

Ihren **Geschmacksinn** und Ihr **ästhetisches Empfinden** können Sie sehr gut in einem eigenen eleganten Outfit, in der Modebranche oder Innenarchitektur zum Ausdruck bringen. Daneben schlummert auch ein **künstlerisches Talent** und allgemein ein Bezug zur Kunst in Ihnen.

Wenn Sie Ihre Vitalität und Ihr Selbstbewusstsein stärken wollen, tun Sie etwas für Ihre Schönheit, eine Woche auf der Beauty-Farm, ein neues schönes Kleidungsstück oder was für Sie speziell zu Ihrer Attraktivität beiträgt. Innere Harmonie kann durch Körperübungen, Entspannungsverfahren, Meditation oder künstlerischen Ausdruck wiederhergestellt werden. Ganz wichtig ist es, eine harmonische Beziehung zu haben und einen liebevollen und kultivierten Umgang miteinander in der Partnerschaft. Dafür können und sollten Sie immer etwas tun.

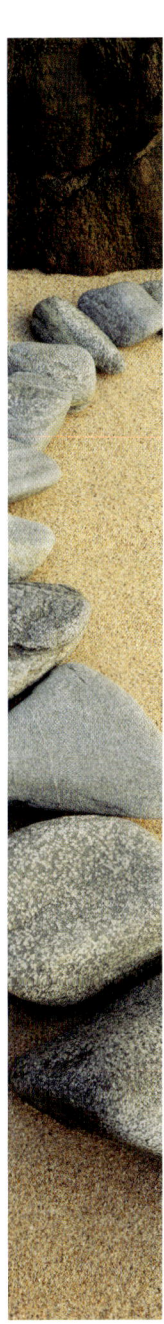

Die Entwicklungsstufen der Waage

I. Keinen eigenen Geschmack
Liebe heißt: nicht allein zu sein
Unbewusster Partner: Der andere ist Schuld
Inneres Gleichgewicht ist vom Partner abhängig
Wenig Kunstsinn

II. Schönheit über Modehefte und Models definieren und nachahmen
Liebe heißt: jemanden zu haben
Erste Impulse, bei Beziehungsproblemen bei sich zu schauen
Inneres Gleichgewicht entsteht auch über andere Lebensbereiche
Interesse an Kunst von anderen

III. Entwicklung Ihres eigenen Geschmacks
Liebe heißt: Ihr Leben zu teilen
Therapie zur Aufarbeitung Ihrer Beziehungsmuster
Inneres Gleichgewicht bewusst herstellen wollen
Bedürfnis, sich selbst künstlerisch zu betätigen

IV. Individuelle Definition von Schönheit und Attraktivität leben
Liebe heißt: Den anderen zu nehmen, wie er ist
Wertschätzender Umgang miteinander, den Partner als Spiegel erkennen, Beziehungsexperte
Inneres Gleichgewicht regelmäßig durch Entspannungsmethoden, Yoga, Meditation herstellen
Künstler und Galerist, Modedesigner, Innenarchitekt

Krankheitsdispositionen und Psychosomatik der Waage

Körperzuordnungen

– Nieren
– Harnleiter
– innersekretorischer Teil der Bauchspeicheldrüse (Insulin)
– Venen

Krankheitsdispositionen

– Erkrankungen der Niere (Entzündungen, Zysten, Steine, Tumore, Insuffizienz) und Harnleiter, Ödeme
– Krankhafter Blutzuckerspiegel (Diabetes)
– Venenerkrankungen (Besenreiser, Krampfadern (Varizen), Entzündung, Thrombose)

Psychosomatik

Die **Nieren** stehen in Bezug zu Ihrem **Beziehungsleben**. Wut, Aggression und Hass können sich in einer **Entzündung** niederschlagen, besonders wenn diese Gefühle nicht zum Ausdruck gebracht werden können. **Zysten** sind mit Wasser gefüllte Hohlräume. Es sammelt sich Flüssigkeit in einem geschlossenen Raum auf Körperebene an. Was staut sich für ein Gefühl in der Niere an? Ist es Angst? Angst, verletzt oder verlassen zu werden? Welche anderen Gefühle dürfen nicht fließen?

Die nächste, tiefere Krankheitsebene schafft **gutartige Geschwulste**, in denen die nicht gelebten oder nicht verarbeiteten Emotionen innerhalb der jetzigen Beziehung, als Nachwirkung der letzten Partnerschaft oder aus Angst vor einer neuen in einem schon kompakteren Gewebeverbund körperlich zum Ausdruck kommen.

Wird dem Thema immer noch keine Aufmerksamkeit geschenkt und alles bewahrt, wie es ist, obwohl es nicht gut tut, verhärten sich die stagnierenden Beziehungsprobleme oder die inzwischen feste Abwendung von Partnerschaften und dem Austausch von Liebe noch mehr. Es bilden sich **Nierensteine**, als deutliches Zeichen, dass Liebe nicht mehr fließen darf und eine Bewegung in der Beziehung bzw. im Beziehungsunwillen nicht möglich ist. Alles steht still, kristallisiert sich aus und das Liebesleben ist förmlich zu Stein geworden.

Der Abgang von Nierensteinen, von dem unbearbeiteten Seelenschmerz und der entstandenen inneren Härte hebt das Geschehen auf die körperliche Ebene und der Stein schafft sich, meist unter großen Schmerzen in einer **Nierenkolik** oder schmerzfrei und unauffällig nach draußen. Ein Neubeginn ist möglich und geschieht, wenn Sie Ihr Beziehungsleben ehrlich beleuchten und entsprechende Konsequenzen daraus ziehen. Sonst beginnt das körperliche Geschehen von Neuem.

Bei einer **Niereninsuffizienz**, oft Folge von langjährigem Bluthochdruck und Diabetes, ist die Nierenfunktion zunehmend eingeschränkt, kann ihren Aufgaben nur noch begrenzt nachkommen und es bilden sich Wassereinlagerungen im Körper, die nicht ausgeschieden werden können. Wasser korrespondiert immer mit dem freien Fluss von Energie, hier mit Liebe. Das funktioniert immer weniger und das Beziehungsorgan wird chronisch krank.

Die **Süße des Lebens**, der Genuss von kulinarischen Köstlichkeiten und die **Liebe** wird Zucker zugeordnet. Erkrankungen des Blutzuckerspiegels haben deshalb einen Bezug zur Liebe. Die Süße, die dem Leben fehlt, fließt beim **Diabetes** in den Adern, ersatzweise.

Das Blut wird vom Herzen über die Arterien in den Blutkreislauf gepumpt. Sauerstoff und Nährstoffe werden dem Gewebe zugeführt. Das sauerstoffarme Blut wird über die Venen zur Lunge zurückgeführt, das CO_2 ausgeatmet, Sauerstoff wieder eingeatmet, womit das Blut angereichert und durch das Herz wieder in den Körper gepumpt wird usw. Übersetzt heißt das, Sie geben Kraft nach außen (**Arterien = Geben**) und es kommt Energie zu Ihnen zurück (**Venen = Annehmen können**). Ist dieser Rückfluss gestört und verringert, können Sie sich fragen, inwieweit Sie etwas annehmen können und ob ein Ausgleich zwischen Geben und Nehmen in Ihrem Leben vorhanden ist.

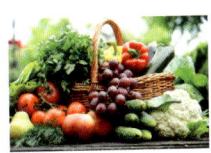

Gesundheitstipps für die Waage

Ernährungstherapie

Bei **entzündlichen Prozessen der Niere** und ableitenden Harnwegen Kochsalz, Alkohol und scharfe Gewürze meiden. Gekochtes Kürbisgemüse wirkt unterstützend bei Nierenentzündungen.

Zur **Vorbeugung von Nierensteinen** viel Wasser, am besten mit frischem Zitronensaft versetzt, zur Durchspülung der Nieren trinken, und um konzentrierten Harn zu vermeiden, der das Auskristallisieren von Steinen fördert. Getränke wie Bier, Kaffee, Schwarz- und Grüntee entwässern zwar stark, danach konzentriert sich der Harn jedoch ein paar Stunden lang, was zu Steinbildung führen kann. Die **Trinkmenge** muss so groß sein, dass täglich 1 bis 2 Liter Harn ausgeschieden werden.

Die **Eiweißversorgung** sollte besser durch pflanzliche Lebensmittel als durch tierische Produkte gedeckt werden, vor allem, wenn Sie zu Harnsäuresteinen neigen. Insgesamt empfehlen sich eine **basische Ernährung** und regelmäßige Entsäuerungskuren mit entsprechenden Präparaten (z. B. Schüßler-Salze, siehe unten). Säurebildende Ernährung mit Fleisch, Milchprodukten, Fertigprodukten, Teigwaren, Alkohol etc. verbraucht zur Neutralisation wichtige Mineralstoffe, wie Calcium. Dabei bilden sich Calcium-Salze als Ausgangsprodukt für den nächsten Nierenstein.

Nehmen Sie wenig und **hochwertiges Salz, wie Meer-, Stein- oder Kristallsalz** zu sich. Beachten Sie die versteckten Salze in Fertigprodukten, Wurst und Käse.

Die **Calciumversorgung** statt nur über Milchprodukte auch über Gemüsearten decken, die eine hohe Calcium-Bioverfügbarkeit haben, wie Brokkoli, Kopfkohlsorten, Grünkohl, Chinakohl, weiße Bohnen und Süßkartoffeln. Nicht so empfehlenswert in diesem Zusammenhang sind oxalsäurehaltige Gemüse (Oxalatsteine), die zudem eine geringe Calcium-Bioverfügbarkeit haben, wie Spinat und Rhabarber.

Zur Pflege, Entlastung und Regeneration der Niere eignen sich ebenfalls das ausreichende Trinken von **Wasser**, ggf. mit Zusatz von frisch gepresstem Zitronen- oder Orangensaft sowie die klassischen **Nieren-Heilkräuter** Goldrute, Birke und Ackerschachtelhalm (Zinnkraut) als Tee oder Kapseln. **Nierenunterstützende Nahrungsmittel** sind Spargel, Petersilie, Sellerie, Zwiebeln, Kresse und Smoothies aus grünem Gemüse. Kürbiskerne sind nicht nur für die Prostata, sondern auch den Harntrakt heilsam. Die ausreichende Versorgung mit **Magnesium** stellt ein gesundes Calcium-Magnesium-Verhältnis her, um Calciumsteine mit zu verhindern.

Der Speiseplan von **Diabetikern** unterscheidet sich nicht mehr wesentlich von einer „normalen" gesunden Ernährung, fettarm, ballaststoffreich, wenig getreide- und stärkehaltige Lebensmittel, Süßes nur als Ausnahme.

Auch bei **Varizen** (Krampfadern) gilt die vitalstoff- und abwechslungsreiche Ernährung. Zum Schutz vor entzündlichen Prozessen sollten Sie wegen der notwendigen Omega-3- und dem richtigen Verhältnis von Omega-3- und Omega-6-Fettsäuren auf hochwertige Pflanzenöle achten (Kokosöl zum Braten, Oliven-, Walnuss-, Lein- und Hanföl). Auch die Fließgeschwindigkeit des Bluts wird durch sie verbessert.

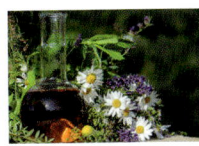

Naturheilkunde

Heilpflanzen

- Bärentraubenblätter, Preiselbeerenblätter, Kapuzinerkresse, Meerrettich (entzündungshemmend, unterstützend bei Nierenentzündungen)
- Ackerschachtelhalm (Zinnkraut), Birke, Brennnessel, Goldrute als Tees, Tinkturen, Fertigpräparate (harntreibend, durchspült die Nieren, Vorbeugung von Nierensteinen, Vorsicht: nicht bei Ödemen aufgrund eingeschränkter Herz- und Nierenfunktion)
- Goldrute, Liebstöckel (zusätzlich krampflösend)
- Phyllanthus niruri (Steinbrecher) als Tee oder Kapseln (Vorbeugung und Auflösung von Nieren- und Gallensteinen)
- Rosskastanie innerlich und äußerlich bei Krampfadern

Homöopathie

- Solidago (Neigung zu Nierenbeckenentzündung, Nierengrieß und -steinen, unterstützend beim Abgang von Steinen und chronischer Niereninsuffizienz)
- Berberis (Neigung zu Steinbildung und Koliken, Harnapparat schnell entzündet, ständige Blasenentzündungen, heftiges Brennen beim Wasserlassen)
- Sarsaparilla (Neigung zu Entzündungen, Steinen, Koliken, Wasserlassen nur im Stehen schmerzfrei, sonst sehr schmerzhaft am Ende)
- Coccus cacti (Steine, Koliken, Gichtnieren, chronische Nierenbeckenentzündung)
- Apis mellifica, Apocynum cannabinum, Arsenicum album, Helloborus, Pulsatilla, Squilla maritima (Ödeme)

Schüßler-Salze

- Nr. 1 Calcium flouratum D12 und Nr. 11 Silicea D12 (Krampfadern, auch als Salbe, Langzeitbehandlung mit 3 Tabletten am Tag)
- Nr. 8 Natrium chloratum (Ausgleich des Wasserhaushalts)
- Nr. 10 Natrium sulfuricum D6 (Nierenschwäche, Ödeme, Wasseransammlung in den Beinen)

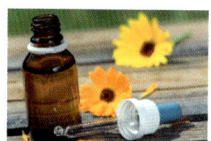

Feinstoffliche Heilweisen

Blütenessenzen

- Agrimony (bei oberflächlicher Freundlichkeit)
- Chicory (bei zu besitzergreifender Liebe)
- Holly (zur Öffnung des Herzens)
- Honeysuckle (bei zu langem Festhalten der Vergangenheit)
- Pine (sich und anderen vergeben bei Schuldgefühlen und Selbstvorwürfen)
- Rock Rose (starke, tiefe Angstgefühle)
- Scleranthus (für mehr Entscheidungsfreude)
- Black-eyed Susan (für Kontakt und Akzeptanz negativer Gefühle)
- Bleeding Heart (zum Loslassen des Partners durch Aufbau von mehr Selbstliebe, bei unverarbeitetem Schmerz und Verlustangst)
- Borage (bei Ausgelaugtsein aufgrund emotionaler Schwierigkeiten)
- Calla Lily (bei inneren Kämpfen mit der Identifikation mit Ihrer Weiblichkeit, als Frau)
- California Poppy (bei zu viel Orientierung an der Außenwelt und dem Partner, den Reichtum in sich selbst finden)

- Chaparral (für tiefe innere Reinigung und Entgiftung)
- Deer Brush (zur Reinigung und Stärkung des Herzchakras)
- Dogwood (zur Heilung und Öffnung der Gefühlswelt nach Verletzungen und Traumata)
- Fuchsia (bei Angst vor tiefen Gefühlen)
- Golden Ear Drops (Verarbeitung verdrängter schmerzhafter emotionaler Erfahrungen)
- Pretty Face (Fixierung auf Aussehen und Äußerlichkeiten, Ihre Befindlichkeit allein davon abhängig machen)
- Hibiscus (Verbindung von Herz/Seele/Weiblichkeit und Sexualität)
- Oregon Grape (bei Misstrauen gegenüber den Gefühlen der anderen)
- Quince (bei der Vorstellung, dass Liebe Schwäche und Ohnmacht bedeutet)
- Scarlet Monkeyflower (Wiedererfahren der verdrängten Gefühle).

Ätherische Öle

- Fichte, Terpentin, Thymian (unterstützend bei Nierenbeckenentzündung)
- Cistrose (entspannend und erweiternd auf Herz und Unterleib)
- Rose, Rosenholz, Rosengeranie (zur Öffnung des Herzens)

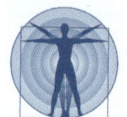

Körper- und Energiearbeit

Hatha-Yoga

Der Baum – So finden Sie Ihr Gleichgewicht

- Stellen Sie sich entspannt und aufrecht hin. Ziehen Sie die Schulterblätter zusammen und legen Sie die Hände in die Hüfte (ist einfacher) oder strecken Sie nach außen weg.
- Dann heben Sie Ihr rechtes Bein nach oben und winkeln es dabei im 90-Grad-Winkel an.

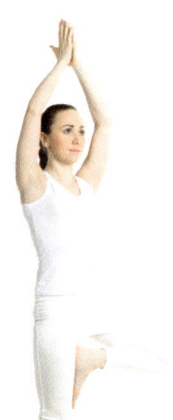

- Legen Sie Ihren Fuß gegen den linken Oberschenkel knapp über dem Knie. Falls das schwerfällt, können Sie anfangs den Knöchel auch mit der rechten Hand festhalten.
- Legen Sie Ihre Hände auf Brusthöhe zusammen. Blicken Sie nach vorne. Zur besseren Konzentration können Sie einen Punkt fixieren. Atmen Sie ein und aus.
- Wenn Sie sich stabil genug fühlen, strecken Sie Ihre Arme nach oben über den Kopf, bis sich die Handflächen begegnen.
- Halten Sie die Stellung, solange Sie können oder es Ihnen angenehm ist. Dann bringen Sie den Fuß zurück auf den Boden und wiederholen die Übung mit dem anderen Bein.
- Wiederholen Sie die Übung 2- bis 3-mal oder so oft, wie Sie möchten.
- Wenn es Ihnen sehr schwer fällt, das Gleichgewicht zu halten, lehnen Sie sich

an einer Wand an, während Sie üben. Anfangs können Sie das Bein auch nur an der Wade des anderen Beines ansetzen und sich mit der Zeit immer höher arbeiten.

Gesundheitswirkungen
– Trainiert das Gleichgewicht
– Festigung der Po-, Oberschenkel- und Rückenmuskulatur
– Kräftigung des Fußgewölbes
– Ausbalancieren von Schiefhaltungen und Ungleichheiten des Körpers
– Schafft Ruhe, Harmonie und inneren Frieden

Zur Stärkung Ihrer Nieren können Sie auch die Zange auf Seite 102 (Jungfrau) und die Kobra auf Seite 137 (Krebs) üben.

Wechselatmung zur Energetisierung und heilenden Unterstützung der Nieren

– Konzentrieren Sie sich immer auf die Seite, in die Sie gerade ein- bzw. ausatmen.
– Durch das linke Nasenloch einatmen und sich dabei vorstellen, dass dabei Energie/Licht durch den **linken Harnleiter** in Ihre linke Nase fließt.
– Atem anhalten, dabei verteilt sich die Heilenergie auf beide Nieren.
– Aus dem rechten Atemloch ausatmen und sich dabei vorstellen, dass die Energie reinigend durch den **rechten Harnleiter** abfließt.
– In das rechte Nasenloch einatmen und sich vorstellen, dass die heilende Kraft durch den rechten Harnleiter in die rechte Niere fließt.

- Atem anhalten, die Energie verteilt sich auf beide Nieren.
- Durch das linke Atemloch ausatmen, wobei die Energie reinigend durch den linken Harnleiter abfließt.
- Wiederholen Sie diese Wechselatmung so lange es gut tut, mindestens 10 Minuten und mit der Zeit steigern.

Nieren-Atem-Laut von Mantak Chia

Sie finden die Anleitung zu allen 6 heilenden Lauten unter youtube.de, Suchbegriff: „Mantak Chia, die 6 heilenden Laute"

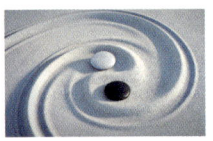 # Seelenarbeit

Visualisierung – Beziehungsziel

Setzen Sie sich ein Ziel im Bereich Beziehung, sei es eine neue Partnerschaft oder eine veränderte Situation in der jetzigen Beziehung. Wählen Sie einen bestimmten, machbaren Zeitpunkt, an dem Sie sich für mindestens 5 Minuten vorstellen, dass das Ziel genau nach Ihren Wünschen und Vorstellungen erreicht ist. Gehen Sie dabei ins Detail. Wie sieht die Beziehung aus? Was haben Sie und er/sie an, wie riecht es, welche Farben, welcher Ort, die genaue Interaktion, die Worte und Gesten usw. Jeden Tag zu der bestimmten Zeit und zusätzlich immer dann, wenn es Ihnen einfällt.

Meditationen

Mandala-Malen

Mandala heißt Kreis. Das Malen oder Ausmalen von vorgezeichneten Mandalas ist eine sehr ästhetische Form, den Alltag hinter sich zu lassen und vollkommen in einer Sache aufzugehen. Die geometrischen Formen innerhalb des Kreises, die Sie intuitiv bei der Auswahl des Mandalas ansprechen, sind genau die, die Ihnen helfen, Ihre innere Ordnung, Struktur und Ruhe wiederherzustellen. Mandalas gehören zu den Meditationsformen der tibetischen Mönche. Bevor Sie selbst beginnen, Mandalas zu malen, eignet sich als Einstieg das Ausmalen vorgegebener Formen. Kostenlose Mandala-Bilder dafür können Sie sich unter www.mandala-4free.de herunterladen.

T'ai Chi

T'ai Chi zählt zu den Kampfkünsten des Taoismus (China). Sie zeichnet sich durch sehr weiche, ästhetische, harmonische Bewegungen aus. Es wird nicht mit Heftigkeit und Kraftaufwand gegen den Angreifer vorgegangen, sondern durch sanfte, abwehrende Bewegungen. Sie können T'ai Chi an in Kursen an der VHS oder in privaten Schulen erlernen. Zum Einstieg ist eine kostenlose Probestunde möglich.

Aikido

Aikido heißt übersetzt der Weg (Do) zur Harmonisierung (Ai) der eigenen Lebensenergie (Ki). Die japanische Kampfkunst können Sie in entsprechenden Schulen im Gruppenunterricht erlernen. Weitere Informationen erhalten Sie unter www.aikido.de.

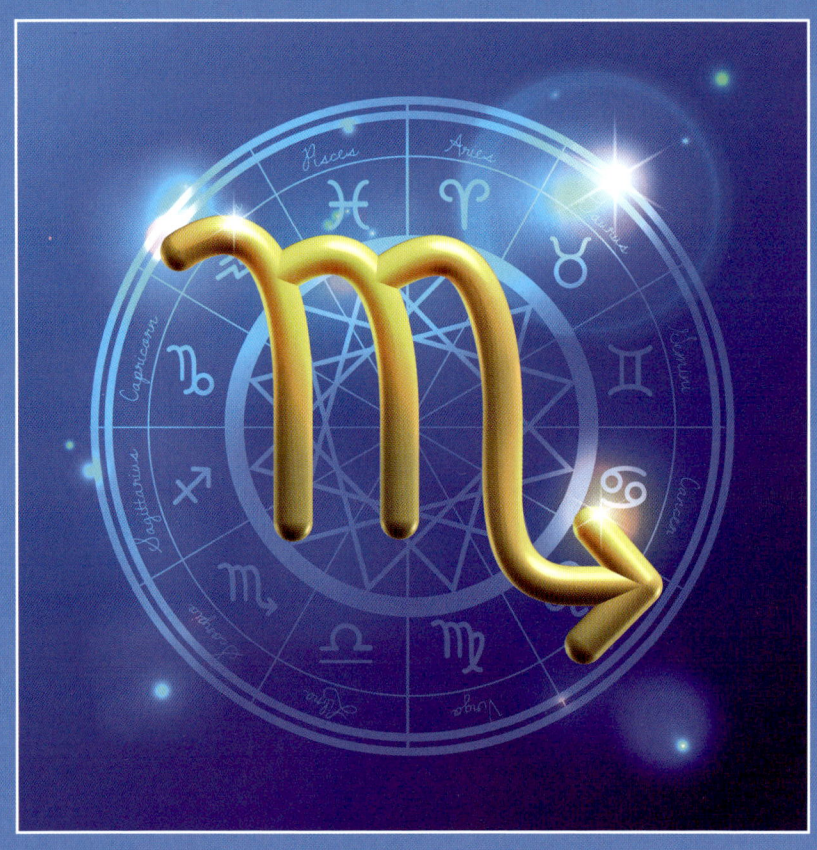

„So finde im Niedergang
Und in des Todes Nacht
Der Schöpfung neuen Anfang
Des Morgens junge Macht."

Rudolf Steiner

Tierkreiszeichen Skorpion
23.10. bis 22.11.

Stirb und werde – Phönix aus der Asche – Leidenschaft – Tiefgang

Lebensmotto: Ich lebe mein Leben total, intensiv, leidenschaftlich, mit absolutem Tiefgang, die dunklen und die hellen Seiten.

Lebenselixier: Grenzen überschreiten, Tabus brechen, alles Düstere, Geheimnisvolle, Schockierende, stirb und werde, Krisen, Konfrontation mit dem Tod.

Lichtseite: Forscherdrang, Todesmut, sezierender Tiefgang, Bindungswille und -fähigkeit, Loyalität, Wandlung durch Kontakt und Integration verdrängter (dunkler) Seeleninhalte, Tiefenpsychologie, Krisenfestigkeit.

Schattenseite: Machtmissbrauch, Ohnmachtsgefühle, Vampirismus, seelische Grausamkeit, Gewalt, Kriminalität, Hass, Rachegefühle, Eifersucht, emotionale Erpressung, Manipulation, Sadismus, Zerstörung oder Selbstzerstörung, zwingen und gezwungen werden, Zwangsstörungen.

Als Skorpion haben Sie es absolut in sich. **Schwarz oder weiß, friss oder stirb.** Zwischentöne kennen Sie nicht. Das Leben ist nur total zu haben und auch nur in Vereinigung mit dem Tod. Dieser kann sich auch auf der psychischen oder sexuellen Ebene abspielen. Und dafür gibt es genug Gelegenheiten. Je nach Bewusstseinsstand möchten Sie diese gewaltige Kraft unter **Kontrolle** halten und Ihren festen Vorstellungen unterjochen oder Sie wagen sich in die Tiefen und Abgründe des Lebens und Ihrer eigenen Seele. Bereichert von dieser wertfreien Selbstbetrachtung entwickeln Sie eine ungeheure **Tiefe** und können in Bereichen aktiv sein, die anderen Angst und Schrecken einjagen. Das kann die Intensivmedizin, Psychiatrie, Traumatherapie, Pathologie, Sterbebegleitung oder Leichenbestattung sein. Auch Spielhöllen, Abfallbeseitigung, Domina-Studios gehören zum Repertoire. Sie sind geprägt von einem **intensiven Forscherdrang**, der sich in der Naturwissenschaft genauso ausleben lässt wie in der Tiefenpsychologie. Sie leuchten die dunkelsten Ecken aus und decken auf, was bisher unbekannt war oder besser keiner wissen wollte. Sich die Hände schmutzig machen gehört zu Ihrer Leidenschaft. Ganz gleich, wie die dunkle Seite gelebt oder erlebt wird, Sie tragen Täter und Opfer immer vereint in sich.

Ziel sind letztendlich die tiefe **Wandlung, Tod, Abschiedsschmerz und das Sich-Erheben als Phönix aus der Asche.** Man stirbt nicht nur ein Mal im Leben.

Wenn Sie Ihre Vitalität und Ihr Selbstbewusstsein stärken wollen, müssen Sie sich gerade mit dem Gegenteil, dem Tod auf allen Ebenen befassen, auch mit der Notwendigkeit, dass Sie Ihr Selbstbild, Ihr Selbstverständnis immer mal wieder verabschieden müssen, um ein neuer Mensch mit neuen Verhaltensweisen werden zu können. Eine andere Möglichkeit stellt es dar, sich mit Haut und Haaren einer Sache, auch einem Forschungsgebiet zu verschreiben. **Gehen Sie über Ihre Grenzen!** Auch der Bereich Erotik und **Sexualität** kann Ihre Lebenskraft entfachen, sei es in Extremen wie Sadomaso bis hin zu tantrischer oder Tao-Yoga-Sexualität, um mithilfe intensiver Übungen die sexuelle Energie als Basis zur Weiterentwicklung zu nutzen und in ungeahnte Tiefen einzutauchen.

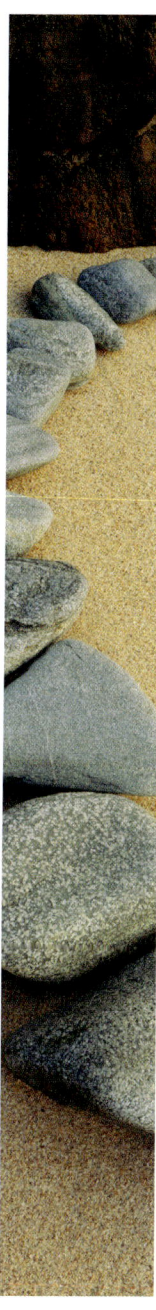

Die Entwicklungsstufen des Skorpions

I. Alles kontrollieren wollen
Den Tod verdrängen
Bezug zu Spielhöllen und düsteren Spelunken
Machtmissbrauch/Ohnmacht
Tiefe Veränderungen nur von außen erleiden
Sadistische Sexualität

II. Seinen Kontrollzwang erkennen
Angst vor dem Tod
Bezug zu Leichenschauhäusern, Bestattungen
Macht bewusst einsetzen wollen
Tiefe Veränderungen akzeptieren
Extreme Sexualität

III. Erste Erfahrungen, loszulassen
Beschäftigung mit dem Tod
Bezug zu Intensivmedizin, Pathologie, For-
schungsarbeiten
Macht über Ihr Leben gewinnen
Tiefe Veränderungen initiieren
Tiefgehende, leidenschaftliche Sexualität

IV. Bewusst mit Kontrolle und Loslassen umgehen
Jeden Moment „sterben" und neu werden
Bezug zu Traumatherapie, Sterbebegleitung

V. Macht in der Außenwelt (Beruf, Gesellschaft)
konstruktiv ausüben
Mit tiefen Veränderungen fließen, als Gang des
Lebens
Sexualität als kleiner Tod und Weg der Wandlung

Krankheitsdispositionen und Psychosomatik des Skorpions

Körperzuordnungen

- Enddarm, besonders Mastdarm
- Anus
- Blase
- Prostata
- Sexualorgane

Krankheitsdispositionen

- Entzündungen des Enddarms und Afters (auch Colitis ulcerosa im Sinne eines selbstzerstörerischen Prozesses im Gegensatz zu Jungfrau)
- Blasenentzündung, Blasentumor
- Geschlechtskrankheiten (auch Widder)
- AIDS als Ausdruck von körperlicher Selbstzerstörung (brutale Sexgewohnheiten, Sex ohne Liebe)
- Autoaggressionskrankheiten
- Krämpfe, Koliken
- Hämorrhoidalleiden
- Afterjucken, Analekzem, Analfissur
- Zerstörerische Prozesse, Geschwüre, bösartige Tumore

Psychosomatik

Skorpion symbolisiert **Radikalität** und **Zerstörung**, um Platz für etwas Neues zu machen. Grundthema ist, sich immer wieder **verabschieden** müssen, um eine tiefe Wandlung zu ermöglichen und als **neuer Mensch** wieder aufzuerstehen. Die entsprechenden krankhaften Prozesse sind Kämpfe gegen eine intensive Veränderung, in der Sie die **Kontrolle** und noch viel mehr loslassen müssen, um im Fluss des Lebens, im Extremfall am Leben zu bleiben. Dazu gehören **bösartige Tumore**, die auch Produkt und Konzentrat **negativster Energien** sein können, die sich jahrelang angesammelt haben. **Erkrankungen des Enddarms**, der für das Loslassen von Unverdaulichem, auch von allem, was nicht Ihrem Wesen gemäß ist, steht, symbolisieren, dass Sie diesen natürlichen Prozess der Ausscheidung stoppen und auf keinen Fall die Herrschaft aufgeben möchten, nicht einmal über Dinge und Situationen, die Sie nicht verwerten können. Hauptthema, auch bei der **akuten und chronischen Blasenentzündung**, ist das **Loslassen und die Bereitschaft, diese Kontrolle aufzugeben**. Beim Enddarm kommen noch Einflüsse von Stress und Angst dazu, Angst vor Verlusten allgemein. Bei der Blase spielen oft ungeweinte Tränen mit, die in Schach gehalten werden, um keine Schwäche zu zeigen, sich keine Blöße zu geben und nicht weich zu werden. Was ist eigentlich schon lange zu Ende in Ihrem Leben und darf jetzt verabschiedet werden? Wie könnten Sie Loslassen üben? Gibt es Filme, bei denen Sie weinen? Vielleicht sexuelle Selbstbefriedigung, bei der Sie sich im Alleinsein völlig dem Geschehen hingeben können?

Das krampfhafte bis zwanghafte Element des Skorpions zeigt sich körperlich entsprechend mit oft **schmerzhaften Krämpfen bis hin zu Koliken**. Hier ist immer die Frage: Woran halten Sie krampfhaft fest? Das können auch zwanghafte Gedanken sein, fixe Vorstellungen, Unterjochung jeder Lebendigkeit unter Schwüre, die Sie sich oder anderen geleistet haben, die heute gar nicht mehr zu Ihnen passen und Sie von einem erfüllten Leben abhalten. Bei Koliken sollen oft Steine ausgetrieben werden, Härte gegen sich selbst und andere. Es kommt immer wieder der Punkt des Sich-Lösens von Situationen oder Bindungen zu Menschen, die so schon lange nicht mehr aufrechterhalten werden können.

Autoimmunerkrankungen symbolisieren den Kampf gegen sich selbst statt nach außen. Sie tragen immer ein selbstzerstörerisches Moment in sich. Gegen was möchten Sie eigentlich anrennen und es vom Sockel stürzen? Was möchten Sie beenden und, wenn auch traurig, hinter sich bringen, hinter sich lassen? Wem oder was gilt eigentlich der Giftstachel, den Sie sich ins eigene Fleisch gestoßen haben? Wie können Sie ihn herausziehen, in konstruktive Wirkkraft und Macht über Ihr Leben wandeln?

Den Höhepunkt des Verschlusses bildet der **Anus**. **Jucken** ist immer ein Drang nach Freiheit, „ich will hier raus". Was will bei Ihnen endlich frei sein? Wie sieht der Sprung ins Unbekannte aus? Welche Fesseln möchten Sie durchschneiden? Bei **Entzündungen** spielen Aggression und Wut mit, der dringende Wunsch nach neuen Ufern. Sie sind nicht zu schlagen, wenn es um Tiefe, Wahrheit, Bindungswille und absolute Loyalität geht. Die unglaubliche Energie des Anus muss von Ihnen aber umgelenkt werden, wenn er an Dingen festhält, aus Prinzip, die zu Ende sein dürfen. Dann steht der Anus für ein **hohes Maß an Regenerationskraft** und die Fähigkeit, auch die schwersten Krisen zu überstehen.

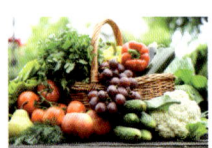

Gesundheitstipps für den Skorpion

Ernährungstherapie

Das Nonplusultra zur **Verhinderung von Enddarmerkrankungen und Hämorrhoiden** ist eine gute Verdauung. Darmträgheit und Verstopfungen wirken oft in der Entstehung dieser Erkrankungen mit. Voraussetzung ist eine **ballaststoffreiche Ernäh-rung**. Ballaststoffe finden sich nur in pflanzlichen Nahrungsmit-teln, besonders in den Zellwänden und Schalen von Getreide, Hülsenfrüchten, Nüssen, Obst und Gemüse. Da sie unverdaut, also ohne Verstoffwechselung, ausgeschieden werden, wurden sie lange als unnötiger Ballast in der Nahrung betrachtet, daher der Name. Heute weiß man um die Notwendigkeit dieser Stoffe für eine regelmäßige Verdauung. Die Deutsche Gesellschaft für Ernährung empfiehlt den Verzehr von **30 g täglich**. Hier ein paar Beispiele für den Ballaststoffgehalt in 100 g Nahrungsmittel: Weizenkleie (49), Mandeln, getrocknete Feigen (9,5), getrock-nete Aprikosen (8), Erdnüsse, weiße Bohnen (7), Roggenmisch-brot (6), grüne Erbsen (5), Rosenkohl, Walnüsse, Müsli (4,5), Cornflakes (4), Vollkornreis, Weizenbrot, rote Paprika (3,5), par-boiled Reis z. B. hat dagegen nur 0,6. Neben der klassischen Zubereitung als Gemüse können Sie zur Abwechslung Ihre Ra-tionen auch als Gemüsesalate, Suppen, Eintöpfe, Smoothies oder roh als Fingerfood beim Fernsehen genießen.

Ein weiteres Gesundheitsthema für den Skorpion ist die **Entgif-tung**. Die intensivste Form ist das **Heilfasten**. Stark entgiftend und heilsam ist außerdem eine **Darmsanierung**. Einstieg sind mehrere Tage, in denen Sie nur **frisch gepresste Säfte** zu sich nehmen. Darauf folgt eine möglichst **basische Ernährung** aus einer abwechslungsreichen Kost mit Obst, Gemüse, Pilzen, Sprossen aus Getreide und Hülsenfrüchten und viel Wasser mit frisch gepresstem Zitronensaft. Für die intensive Reinigung des Dickdarms eignet sich eine **Colon-Hydro-Therapie**, die diesen Darmabschnitt durchspült und das Wasser auch wieder ableitet. Fein pulverisierter **Flohsamen** lockert die Ablagerungen und To-xine im Darm. **Mineralerde** (Betonit oder Heilerde) nimmt die Gifte und schädlichen Bakterien auf und transportiert sie ab. Auch **Chlorella-Algen** binden Toxine, besonders Schwermetalle. Nach der intensiven Reinigung kann die Darmflora mithilfe von **Probiotika** (Symbioflor) wieder aufgebaut werden.

Die Darmsanierung und basische Ernährung stellen auch eine gute Voraussetzung zur Behandlung chronischer oder rezidivierender **Blasenentzündungen** dar. Wie bei jeder Entzündung braucht der Körper mehr **Antioxidantien** (Vitamin A, C und E, Selen, Eisen, Zink. Lieferanten sind: Aroniabeere, Acerolabeere, Knoblauch, Tomaten, rosa Grapefruit, Grüntee, Granatapfel, Brokkoli). Zur Bindung der Bakterien während der Entzündung und auch empfehlenswert als Prophylaxe ist der Zucker **D-Mannose**, täglich 2 g in einem Glas Wasser gelöst. Ein wirkungsvolles natürliches Antibiotikum ist **kolloidales Silber**, am wirkungsvollsten, wenn das Silber fein verteilt ist (farblos mit kleinstmöglichen Partikeln (3 bis 15 Atome) und niedriger ppm-Zahl, am besten 10). Einnahme mindestens 1 Stunde vor der Mahlzeit.

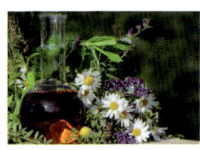

Naturheilkunde

Heilpflanzen

- Bärentraubenblätter, kanadische Gelbwurzel, Berberitze (antibakteriell bei Blasenentzündung)
- Cranberry als getrocknete Frucht, Saft oder Fertigpräparat, Preiselbeersaft (bei Blasenentzündung, auch vorbeugend)
- Kapuzinerkresse, Meerrettich (antibiotisch bei Blasenentzündungen, Angocin als Präparat)
- Beinwellsalbe, Johanniskrautöl, Leinöl, Mäusedornwurzel, Hamamelis, Kamille, Calendula als Sitzbad, Tee, Tinktur, Salbe oder Zäpfchen (äußerlich bei Hämorrhoiden)
- Schafgarbe, Kamille, Mäusedornwurzel (innerlich bei Hämorrhoiden)
- Rosskastanie (innerlich und äußerlich bei Hämorrhoiden)

Homöopathie

- Arsenicum album, Phosphorus, Mercurius solubilis, Ipecacuanha (Colitis ulcerosa)
- China officinalis (rektale Blutungen – immer ärztlich abklären lassen)
- Myrrhis officinalis, Aesculus hippocastanum, Hamamelis virginica, Muriaticum acidum (Hämorrhoiden)
- Paeonia officinalis (Jucken, Brennen, Nässen am After)
- Apis, Dulcamara, Lachesis, Pulsatilla, Sarsaparilla, Sepia (Blasenentzündung)
- Cantharis (Blasenentzündung mit Brennschmerz am Ende des Wasserlassens)
- Mercurius corrosivus, Equisetum hiemale, Terebinthina (Blasenentzündung mit Schmerzen und Brennen)
- Formica rufa (Blasenentzündung durch Kolibakterien), Colibacillinum (prophylaktisch 1 mal wöchentlich C30, 3 bis 4 Monate)

Ergänzend: Blutegeltherapie bei Hämorrhoiden. Mehr Informationen dazu erfahren Sie im Internet und bei Ihrer Krankenkasse.

Schüßler-Salze

- Nr. 3 Ferrum phosphoricum D12, Nr. 8 Natrium chloratum D6, Nr. 10 Natrium sulfuricum D6, Manganum sulfuricum D6 (Blasenentzündung)
- Nr. 7 Magnesium phosphoricum, Nr. 36 Zincum sulfuricum D12 (Koliken)
- Nr. 6 Kalium sulfuricum D6 (nach Chemotherapie)

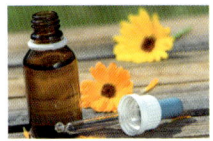

Feinstoffliche Heilweisen

Blütenessenzen

- Cherry Plum (bei Angst, die Kontrolle zu verlieren)
- Vine (Dominanz)
- Arnica (nach Schock und Trauma)
- Black Cohosh (für konstruktiven Einsatz Ihrer Intensität und Wandlungskräfte)
- Black-eyed Susan (für Wiederkontakt mit tief verdrängten Gefühlen)
- Chamomile (für Gelassenheit und Entspannung bei krampfhaftem Wollen)
- Chaparral (tiefe Reinigung von negativen Kräften)
- Dandelion (zum Loslassen von insbesondere muskulären Verspannungen)
- Echinacea (Abwehrkräfte bei Ohnmacht gegenüber destruktiven Kräften)
- Fuchsia (Konfrontationsfähigkeit mit tiefen Verdrängungen)
- Hibiscus (Verbindung von Herz/Seele/Weiblichkeit und Sexualität)
- Manzanita (um den Körper annehmen zu können bei überzogenen Idealbildern)
- Oregon Grape (für Vertrauen in die Gefühle und Ambitionen bei sich selbst und anderen)
- Rosemary (bei Mangelversorgung des Körpers aufgrund der Abspaltung von Seelenanteilen nach Schocks und Traumen)
- Snapdragon (bei Aggression durch nicht kanalisierte sexuelle Triebkraft, für freien sexuellen Energiefluss)
- Scarlet Monkeyflower (Wiederkontakt mit verdrängten negativen Energien)
- Sticky Monkeyflower (für freien Fluss der Sexualität)

– Notfalltropfen (Rescue Remedy) (nach Schock und Trauma, bei Panikattacken)

Ätherische Öle

– Ylang-Ylang (animalisch-erotisierend)
– Basilikum (frische Instinkthaftigkeit)
– Majoran (Trieb dämpfend, wenn keine passende Gelegenheit für das Ausleben besteht)

Körper- und Energiearbeit

Hatha-Yoga zur Kanalisierung des krampfhaften Wollens auf die Körperebene. Ein Weiterkommen in der Position ist nicht durch Zwang, sondern nur durch Loslassen möglich.

Beckenbodentraining
(siehe auch Körper- und Energiearbeit unter Widder)

Tantrischer Kriya-Yoga der Liebe
Intensive Einzel- und Paar-Übungen zur Weiterentwicklung und Wandlung der sexuellen Kraft. Beispiele: Yoga-Übungen, Chakrenarbeit (Arbeit mit den Energiezentren entlang der Wirbelsäule), Atem- und Energie-Arbeit. Ziel: Lösung von Blockaden, freier Fluss der sexuellen Energie (Widder) und die Fähigkeit, diese Energie zu führen und zu kontrollieren (Skorpion). Ergebnis ist immer: ein hohes Energieniveau und Öffnung für eine tiefgehende Sexualität.

Als Beispiel für eine Yoga-Übung ist die **Hocke**

Ausführung

- Stellen Sie sich hin, die Füße hüftbreit auseinander. Mit zunehmender Übung und Beweglichkeit können Sie die Füße immer ein kleines Stück weiter auseinander stellen.
- Gehen Sie in die Hocke. Entspannen Sie Ihr Becken und Ihren unteren Rücken.
- Nehmen Sie die Ellbogen nach vorne, vor die Knie und Oberschenkel. Drücken Sie ihre Knie sanft rechts und links nach hinten, soweit es Ihnen möglich ist, und legen Sie Ihre Handflächen aufeinander. Bewegen Sie Ihre Hände so nah wie möglich vor die Brust. Der Rücken ist gerade (nicht nach vorne gekippt). Das ganze Gewicht ruht auf Ihrem Becken, das sich immer mehr entspannen kann.
- Bleiben Sie anfangs 1 Minute und mit mehr Übung länger in dieser Position, so lange es angenehm für Sie ist, und genießen Sie die Öffnung Ihres Beckenraums und die Entlastung des Rückens.
- Vorsicht mit der Übung bei Knieproblemen.

Gesundheitswirkungen

- Lösung von Energieblockaden im Beckenbereich für eine lustvollere Sexualität
- Entspannung des unteren Rückens
- Stärkung von Waden, Knöcheln, Füßen und Zehen
- Anregung des Stuhlgangs – gut bei Verstopfung
- Erleichtert die Entbindung. Hilft auch, den Geburtsprozess anzuregen

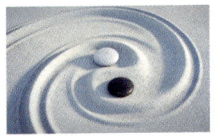

Seelenarbeit

Abschiedsritual

Nichts bindet mehr als Hass und andere negative Gefühle. Will man sich von einem Menschen oder einer Situation ernsthaft innerlich lösen, funktioniert das am besten mit Dankbarkeit für das Schöne, das man erfahren und zusammen erlebt hat. Denn auch das hat es gegeben, sonst hätten Sie die Situation oder den Menschen nicht in Ihr Leben eingeladen.

Nach einer Trennung können Sie z. B. folgende Worte ein Mal oder bei Bedarf immer mal wieder an die Person richten, mit der Sie eine Zeit Ihres Lebens geteilt haben:

„Ansprache mit dem Namen (wichtig!), ich werde mich jetzt verabschieden. Ich danke dir für unsere gemeinsame Zeit. Du hast immer einen Platz in meinem Herzen. Das Schöne werde ich immer in Erinnerung bewahren. Es gehört nur uns. Dafür, dass es mit unserer Beziehung zu Ende ging, übernehme ich meinen Teil der Verantwortung und lasse dir deinen. Ich trage dir nichts mehr nach. Ich wünsche dir alles Gute und gebe dir meinen Segen auf deinem Weg."

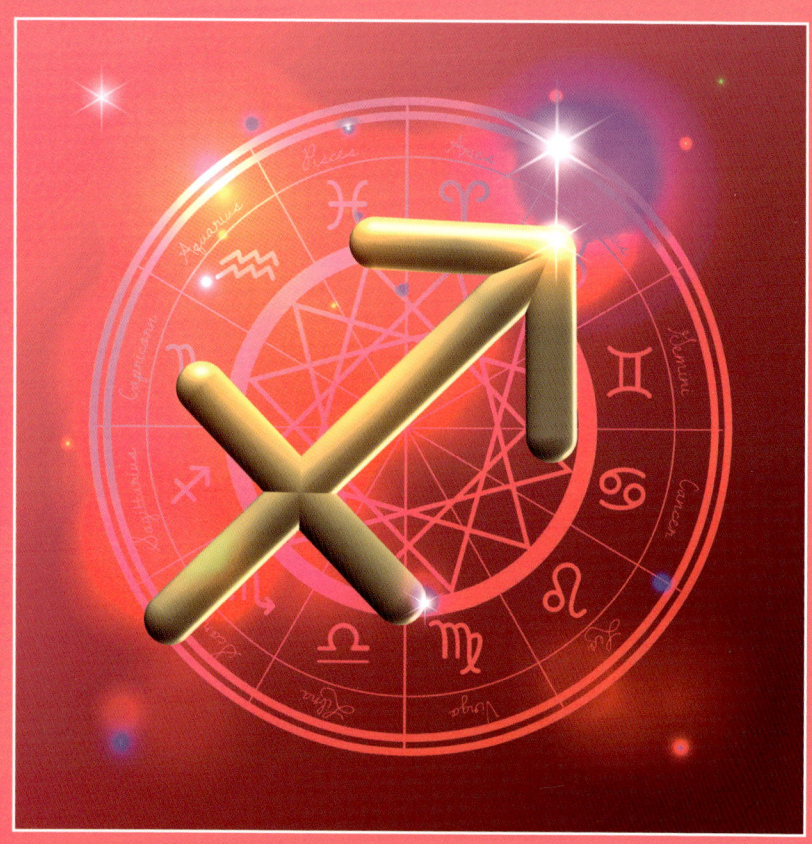

„Gott im Innern, Gott im Außen,
wie sollt ich jemals zweifeln dran?
Kein' Ort gibt es, wohin ich gehen
Und nicht sein Antlitz sehen kann.
Ich bin Sein Sehen und Sein Hören,
und durch des Jahresernten Reigen
Bin ich der Sämann und die Saat,
Gott-Selbst entfaltend und Sein Eigen."

Asmund Karasun

Tierkreiszeichen Schütze

22.11. bis 21.12.

Geistige Weite – Expansion – Glück – Religion und Lebensphilosophie

Lebensmotto: Ich stehe dem Leben positiv gegenüber. Ich erkenne den Sinn des Lebens und vertraue in die Richtigkeit der Dinge. Leben heißt Weiterentwicklung, Expansion, Glück und Erfüllung.

Lebenselixier: Bildungsmaßnahmen, Wachstum auf allen Ebenen, Bewusstseinserweiterung, fremde Kulturen, Fernreisen, Sinnfrage.

Lichtseite: Das Glas halb voll sehen, positive Erwartungshaltung, Urvertrauen, Zuversicht und Optimismus, Großzügigkeit, Überzeugungskraft, sich von einer höheren Kraft getragen und geführt fühlen (individuelle Form des Religionsverständnisses), Weisheit und Erkenntniskraft, Offenheit, aus fremdländischen Lebensweisen und Kulturen zu lernen, Bezug zu Ausland und Reisen

Schattenseite: Arroganz, selbstverständliche Erwartungshaltung, dass einen alles in den Schoß fällt, ohne dass man einen Finger krumm machen muss, Nimmersatt, übertriebene Selbstüberzeugung, Überheblichkeit, Gurus und Sekten, die nicht wirklich dem Wohl der Anhänger dienen, erdrückender Missionsgeist, das Glück nur in der Außenwelt und beim anderen zu suchen

Als Schütze sind Sie ist voller Überschwang und **Lebensfreude**. Sie blicken mit Zuversicht nach vorne und glauben fest an den

Erfolg Ihrer Vorhaben. Sie sind von sich und Ihren Zielen überzeugt und erkennen auch in den größten Niederlagen noch einen tieferen Sinn. Alles hat seine Richtigkeit und bringt Sie letztendlich weiter im Leben – man muss es nur erkennen. Darin sind Sie Fachmann. Das ist Ihr Spezialgebiet. Den **Sinn des Lebens**, jedes Ereignisses, jeder Begegnung als gegeben vorauszusetzen und ihn auch zu erkennen. Das formt Ihr **Weltbild**, Ihre Lebensphilosophie und Betrachtungsweise von Religion.

Alles muss größer, weiter, erfüllender werden. Es gibt immer mehr davon und Sie wollen es haben. Ohne jede Anstrengung, versteht sich, denn das Leben ist dazu da, Sie zu beschenken und zu verwöhnen. Das ist Ihr Geburtsrecht. Das haben Sie verdient.

Geistige Weite ist ein wichtiger Faktor für Sie, höhere **Bildung**, ständige Fortbildungen, Methoden zur Bewusstseinserweiterung oder **Reisen** in die Welt (geistig oder konkret) sind die beliebten und bewährten Wege, um Ihre Persönlichkeit zu entfalten. Sie brauchen endlose Expansion und verfügen ganz natürlich über die Erwartungshaltung, **Glück und Erfüllung** zu finden im Leben. Zu viel von dieser Energie kann zu Selbstherrlichkeit und Überheblichkeit führen, zu wenig Umsetzung des Potenzials zu der Einstellung, dass Sie nichts tun müssen und schon alles auf Sie zukommen wird.

Zur Stärkung Ihrer Vitalität und Ihres Selbstbewusstseins eignet sich jede Form von Bildung und geistiger Inspiration. Dasselbe gilt für Maßnahmen zur Expansion z. B. eines Unternehmens. Auch Aktionen zur Bewusstseinserweiterung oder als Nahrung für Ihre religiöse Ausrichtung unterstützen Ihre Vitalität. Reisen, vor allem in ferne Länder, sind Balsam für Ihre Seele und Ihr Selbstbewusstsein.

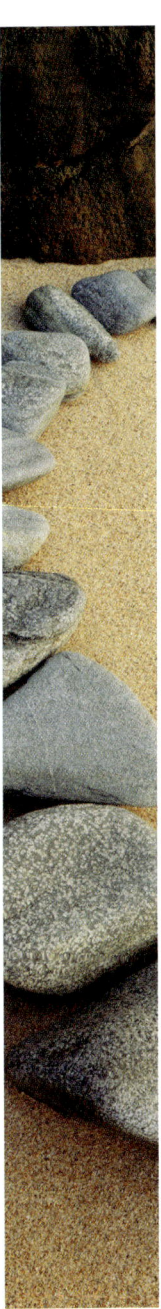

Die Entwicklungsstufen des Schützen

I.

Atheist
Kein Sinn des Lebens erkennen
Weltbild: Kampf ums nackte Überleben
Keine Bildung
Glück heißt materielle Fülle

II.

Anhänger hiesiger Religionen
Sinn des Lebens suchen
Weltbild: Sich Sicherheit verschaffen müssen
Schulabschluss
Glück heißt seelische Verbundenheit und Liebe

III.

Anhänger fernöstlicher Religionen
Mit Antworten zur Sinnfrage experimentieren
Weltbild: Beziehungen, Familie und soziale
	Kontakte aufbauen wollen
Abgeschlossene Berufsausbildung mit Meistertitel
Glück heißt, Teil eines sozialen Netzes zu sein,
	Freunde haben

IV.

Spirituelle Wege der Religionen
Sinn in jedem Ereignis erkennen
Vertrauen
Weltbild: Basis des Lebens ist Liebe und Gnade.
Akademische Bildung
Glück heißt Selbstverwirklichung als Beitrag für
	die Gesellschaft. Aufgehen im Ganzen.

Krankheitsdispositionen und Psychosomatik des Schützen

Körperliche Zuordnungen

- Hüfte
- Oberschenkel
- Leber

Krankheitsdispositionen

- Erkrankungen im Bereich von Hüfte und Oberschenkel
- Entzündungen der Leber (Hepatitis, Leberabszess)
- Fettleber
- Zysten, gutartige und maligne Tumore der Leber
- Leberzirrhose
- Übergewicht, Cellulite

Psychosomatik

Schütze symbolisiert die selbstverständliche **Fülle**. Krankhafte Prozesse haben immer etwas mit **Übermaß** zu tun: zu viel essen, zu fett essen, zu viel Alkohol, zu viel Wut im Bauch, zu viel Sitzen, Liegen, Beine hochlegen, den lieben Gott einen guten Mann sein lassen. Resultat kann eine **Fettleber** sein. Die **Gallenflüssigkeit** wird dem Widder zugeordnet, weil sein Thema u. a. die Wut ist. Von der Produktionsstätte her besteht aber auch ein Bezug zur Leber und damit zum Schützen. Ist Ihnen eine **Laus über die Leber** gelaufen, sind Sie entsprechend **gereizt** und übellaunig. Im Taoismus korrespondiert die Emotion Wut mit der Leber.

Ein Zusammenhang mit unterdrückten Aggressionen besteht sicher bei der **Leberentzündung**, vor allem bei der **chronischen**

Hepatitis C. Wird die Leber dauerhaft durch übermäßigen Alkoholkonsum oder eine Hepatitis belastet und geschädigt, entwickelt sich eine **Leberzirrhose**. Zuerst vermehrt sich das Bindegewebe im Organ und dann kommt es zum Abbau der Leberzellen. Sie werden durch funktionsloses Bindegewebe ersetzt. Wird sie nicht frühzeitig behandelt, entsteht ein **Wasserbauch (Aszites)**, Blutungen aus **Varizen in der Speiseröhre** (lebensgefährlich), eine **Störung der Hirnleistung** aufgrund von Vergiftungserscheinungen bis hin zu einem **Lebertumor**. Zuerst bläht sich die Leber auf (Fettleber) und dann schrumpft sie (Zirrhose). Der Übertreibung auf Körperebene, aber vielleicht auch in einer überzogenen Selbstüberzeugung bis Selbstüberschätzung oder übermäßigem Expansionsbestreben, folgt die zerstörerische Reduktion auf immer weniger Lebergewebe, das noch seine Funktion erfüllen kann (Leberzirrhose). Man wird wieder auf den Boden der Realität gebracht und steuert bald dagegen, indem sich ein immer größerer Wasserbauch bildet, aufgrund eines Rückstaus, da wegen der **bindegewebigen Vernarbungen** in der Leber das Blut nicht mehr frei durchfließen kann. Wo schießen Sie über das Ziel hinaus und übertreiben? Wo haben Sie mit Ihren Luftschlössern die Bodenhaftung verloren? In welcher Sache ist eine neue Richtung angezeigt, anstatt gereizt zu sein? Wo unterdrücken Sie Ihre Wut? Wie können Sie Ihren Unmut konstruktiv ausdrücken und etwas verändern?

Ein weiteres Schütze- und Leber-Thema ist die **Sinnfrage**. Wie gehen Sie mit negativen Erfahrungen um? Suchen und finden Sie auch in den schwierigsten Situationen den Sinn, die positive Seite und Entwicklung, die daraus geboren wird? Haben Sie ein **Urvertrauen** in die Geschehnisse des Lebens, dass man es letztendlich immer gut mit Ihnen meint, mit dem was passiert, auch wenn Sie es nicht sofort erkennen können? Haben Sie Ihre **Religion** gefunden, die Sie nährt und hält?

Schwierigkeiten mit diesem Themenkomplex werden sich früher oder später auf Körperebene in der Leber niederschlagen. Vorgeschaltet vor krankhaften Prozessen in diesem lebenswichtigen Organ können auch Erkrankungen im anderen Entsprechungsbereich, der **Hüfte** (Hüftgold!) und dem **Oberschenkel** werden. Auch wenn sie unangenehm oder schmerzhaft sein sollten, haben sie noch nicht so eine tiefe Krankheitsebene, so einen Schweregrad erreicht. Wie zum Beispiel bei Störungen im Fettstoffwechsel, der Entgiftung und dem Umbau von Nährstoffen aus dem Darm in körpereigene Stoffe, der Speicherung von Energie und Vitaminen und den vielen anderen Aufgaben der Leber, die bei ihrer Erkrankung nur noch unzureichend erfüllt werden können.

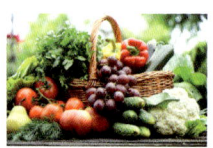

Gesundheitstipps für den Schützen

Ernährungstherapie

Wenn Sie Ihrer **Leber** etwas Gutes tun wollen, ernähren Sie sich vollwertig und halten Sie den Alkoholkonsum gering. Die Zeiten der Schonkostdiät sind vorbei. Die Leber braucht genauso die Bestandteile einer **abwechslungsreichen Vitalkraft**, wie der Rest des Körpers auch. Die spezielle Leberpflege findet über Tee, Kuren und/oder Wickel statt. Informationen dazu finden Sie unter Naturheilkunde auf Seite 178.

Eine **Fettleber** kann sich vollständig zurückbilden. Bleibt sie unbehandelt, kann sie allerdings zu einer Fettleberhepatitis führen. Ist die Ursache **Übergewicht**, sollte es langsam durch eine Vollwerternährung, gekoppelt mit einem Bewegungsprogramm, herabgesetzt werden. Keine Schnelldiäten! Auf **Alkohol** sollte in der Heilungsphase verzichtet werden. Falls noch ein **Diabetes** vorliegt, muss der Blutzuckerspiegel optimal eingestellt werden.

Eine **Hepatitis** kann zu Appetitlosigkeit und Gewichtsabnahme führen. Hier gilt das Gegenteil: Nehmen Sie ausreichend Nahrung auf, in mehreren kleinen Mahlzeiten und Zwischenmahlzeiten. Um Ihren Appetit wieder anzuregen, bereiten Sie sich Ihre Lieblingsspeisen zu.

Bei **Lebererkrankungen** ist das Hauptproblem eine **Mangelernährung**. Deshalb folgen Sie auch hier den Empfehlungen der Deutschen Gesellschaft für Ernährung (400 g Gemüse und 250 g Obst täglich, Vollkorn- und Milchprodukte, Nüsse und 1- bis 2-mal wöchentlich Fisch). Vermeiden Sie dabei blähende Kost, stark Gewürztes, sehr fettreiche Gerichte und alles, was Ihnen individuell nicht gut tut. Leberschonend sind auch Entlastungstage, an denen Sie nur Karotten- oder Rote Beete-Saft oder geriebenen Apfel zu sich nehmen.

Auch bei einer **Leberzirrhose** ohne Komplikationen gelten diese allgemeinen Ernährungsregeln. Tritt eine Ansammlung von Wasser im Bauchraum (**Aszites**) auf, muss die Aufnahme von Flüssigkeit und Salz (Fertiggerichte, Chips, Salzgebäck, gesalzene Nüsse etc.) reduziert werden. Bei **leberbedingten Leistungsstörungen des Gehirns** (Hepatische Enzephalopathie) wird unter ärztlicher Betreuung eine Verringerung der Eiweißzufuhr notwendig.

Durch die Beeinträchtigung des Blutflusses durch die Leber, kommt es zum Rückstau und Gefäße im Magen und der Speiseröhre sind stark gefüllt. Es kann zu **Krampfadern in der Speiseröhre** kommen. Reißen sie, besteht die Gefahr einer lebensbedrohlichen Blutung. Deshalb die Nahrung sehr gut kauen und zerkleinern. Lebensmittel mit scharfen Kanten, wie Knäckebrot, harte Kekse, Zwieback, Pommes sowie scharfe Gewürze streichen.

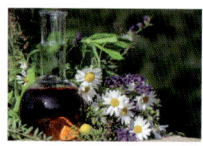

Naturheilkunde

Heilpflanzen

- Mariendistel (Silybum marianum – früher Carduus marianus) (unterstützend bei Hepatitis, regeneriert das Lebergewebe, Schutz der Leber vor Giftstoffen).
- Artischockenblätter als Frischpflanzenpresssaft oder Fertigpräparat, Sojaphospholipide als Fertigpräparat (Leberschutz, unterstützend bei akuten und chronischen Lebererkrankungen)
- Löwenzahn, Tausendgüldenkraut, Wermut, Schafgarbe, Kurkuma (Anregung des Galleflusses)
- Heublumenbäder, Auflagen mit Heublumen, Kartoffeln, Schafgarbe (Leberpflege)

Homöopathie

- Silybum marianum (leberschützend und -regenerierend, auch prophylaktisch und als Kur 3 Wochen D6 3-mal täglich 3 Globuli)
- Chelidonium majus (begleitend bei Lebererkrankungen und Gallensteinen)
- Mercurius dulcis (begleitend bei Hepatitis, Gallenblasenentzündung)
- Chionanthus virginica (begleitend bei Gelbsucht und Hepatitis)

Schüßler-Salze

- Nr. 6 Kalium sulfuricum D6 und Nr. 18 Calcium sulfuratum D6 (Leberschwäche, Entgiftung, unterstützend bei Hepatitis und Lebertumor)

- Nr. 8 Natrium chloratum D6 (Cellulite, auch als Salbe)
- Nr. 19 Cuprum arsenicosum D6 (Leberschwäche, Lebererkrankungen)

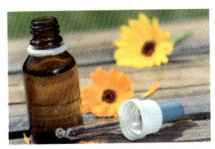

Feinstoffliche Heilweisen

Blütenessenzen

- Hornbeam (nach zu viel geistiger Betätigung)
- White Chestnut (geistige Überaktivität und Daueranspannung)
- Wild Rose (Resignation, wenig Lebensfreude und Lebens-
  sinn)
- Angelica (Gefühl, in schwierigen Situationen verlassen zu
  sein, um sich der Hilfe aus der geistigen Welt bewusst zu
  werden und ihr zu vertrauen)
- California Poppy (für den Kontakt mit Ihrem inneren Reich-
  tum)
- California Wild Rose (um Ihre Lebensaufgabe zu finden,
  zur Entwicklung von Glaube in die Richtigkeit des Seins,
  für eine positive Erwartungshaltung)
- Cosmos (bei Gedankenflut, für eine klare Sprache in
  Verbindung mit Ihrer Intuition)
- Madia (zur Konzentrationsverbesserung)
- Morning Glory (kein Kontakt zu Ihrem Lebenssinn, daher
  Tendenz zu selbstschädigendem Verhalten)
- Mountain Pennyroyal (bei negativen geistigen Program-
  men)
- Nasturtium (bei Überbetonung der geistigen Seite,
  „Trockenheit" durch zu viel Geist)
- Peppermint (für geistige Frische und Entspannung)

- Purple Monkeyflower (Angst vor tiefgehenden religiösen Erfahrungen, für den Mut, Ihren eigenen religiösen Weg zu gehen)
- Sage (bei Verbitterung über Ihr Schicksal, um den tieferen Sinn in negativen Erfahrungen zu erkennen)
- Scotch Broom (für Optimismus und Standhaftigkeit)
- Star Thistle (bei Gefühl des Mangels, für Vertrauen in die Versorgung durch das Ganze)

Ätherisches Öl

- Blutorange (peppig-erweiternd, stimmungsaufhellend)
- Orange (erweiternd, stimmungsaufhellend)
- Niauli (geistig erhebend, Atmung öffnend, stimmungs-aufhellend)
- Nelke (geistig erweiternd, wärmend und reinigend)
- Mandarine grün (sehr stimmungsaufhellend, Freude erweckend)
- Wacholder (erdend und gleichzeitig geistig sehr anregend)

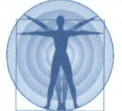

Körper- und Energiearbeit

Lach-Yoga

Lach-Yoga wurde von einem indischen Arzt und Yogalehrer entwickelt. Aus seinem ersten Lach-Club in Mumbai sind inzwischen weit über 2.000 in der ganzen Welt geworden. Gelacht wird in der Gruppe, zuerst künstlich und willentlich herbeigeführt, entsteht durch pantomimische Übungen und den Blickkontakt mit den anderen ein immer echteres, lautstarkes Lachen. Unterstützt wird es durch Atem- und Dehnübungen und das Klatschen der Hände. Lachen hat nachweislich eine gesundheitsfördernde Wirkung, dient hier aber in erster Linie dazu, Lebensfreude und Glücksgefühle zu erfahren.

Eine Lach-Yoga-Übung für Zuhause ist die Schaukel

Setzen Sie sich in den Schneidersitz und verschränken Sie Ihre Arme hinter dem Kopf. Wiegen Sie Ihren Körper hin und her, nach rechts und links. Stoßen Sie jedes Mal, wenn Ihr Oberkörper die Richtung wechselt, ein lautes „Ha" aus. Werden Sie immer schneller mit der Pendelbewegung, nach rechts und nach links, und steigern Sie damit auch die Geschwindigkeit Ihres Lachens.

Hatha-Yoga

Das Dreieck – zur Massage Ihrer Leber, für mehr Beweglichkeit Ihrer Hüfte und die Straffung Ihrer Oberschenkel

Ausführung
- Stellen Sie sich aufrecht hin, Füße hüftbreit auseinander.
- Heben Sie Ihre ausgestreckten Arme an der Seite bis zur Schulterhöhe parallel zum Boden.
- Beugen Sie sich langsam nach rechts, rechter Arm nach unten Richtung rechtes Bein.
- Wenn Ihre Hand am Bein angekommen ist, bewegen Sie sie so weit wie möglich langsam am Bein entlang nach unten, soweit Sie können (nicht zerren!).

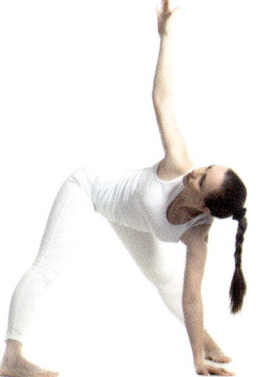

- Dann heben Sie den linken Arm nach oben.
- Halten Sie Ihren Kopf entspannt mit Blick nach oben.
- Bleiben Sie 2 bis 3 Minuten in dieser Position bzw. so lange es für Sie angenehm ist.
- Gehen Sie langsam aus der Position heraus und richten Sie sich wieder auf.
- Wiederholen Sie die Übung auf der linken Seite.
- Wiederholen Sie die Übung 3-mal auf jeder Seite.
- Mit zunehmender Beweglichkeit können Sie wie im Bild die Hand vor die Beine ablegen. Bis dahin seien Sie zufrieden, wenn Sie beim Ausatmen immer ein kleines Stückchen weiter nach unten am Bein entlang kommen.

Gesundheitswirkungen
- Massage der Leber, Anregung des Gallenflusses
- Förderung der Verdauung
- Flexibilisierung der Hüftgelenke und des Halses
- Erweiterung von Brust- und Schulterraum
- Streckung der Rückenmuskeln. Dehnung und Straffung der Arm-, Hüft- Oberschenkel- und Pomuskeln
- Hilfreich bei Beinverkürzung nach Bruch der Hüfte, des Ober- oder Unterschenkels

Atemübung: Der Leber-Laut von den heilenden Lauten von Mantak Chia.

Sie finden die Anleitung zu allen 6 heilenden Lauten unter youtube.de, Suchbegriff: „Mantak Chia, die 6 heilenden Laute"

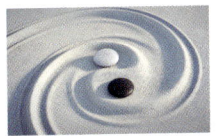

Seelenarbeit

Visualisierung

Setzen Sie sich bequem und aufrecht hin und schließen Sie die Augen. Nehmen Sie sich in einer Pyramide mit goldenem Licht wahr, atmen Sie dieses Licht mit den Worten „ich bin" ein und sagen Sie beim Ausatmen innerlich je nach Wunsch „Glück", „Er-füllung", „Weite". Wiederholen Sie diese Übung so lange Sie möchten, mindestens 5 Minuten lang. Öffnen Sie die Augen und nehmen Sie das Gefühl mit in den Alltag. Führen Sie diese Übung am besten täglich immer zur gleichen Zeit aus.

Malthemen

Malen Sie einfach, was Ihnen in den Sinn kommt und wonach Sie sich fühlen:
– Meine Mission
– Fülle und Schlaraffenland
– Mein Bild von Gott/der Göttin

Meditation

Kyudo, das meditative Bogenschießen wird dem Schützen zu-geordnet, hat aber auch etwas von der Steinbock-Energie, da ein gezielter Schuss nur durch absolute Konzentration auf den Moment und die darin begriffene Leere entstehen kann. Am bes-ten man übt diese meditative Disziplin im Sinne des Zen aus. Manche Vereine bieten diese meditative Sportart an.

Ihre Form des Gottesdienstes

Auch der Gottesdienst, je nach Ihrer religiösen Ausrichtung kann als Meditation erfahren und bewusst genutzt werden.

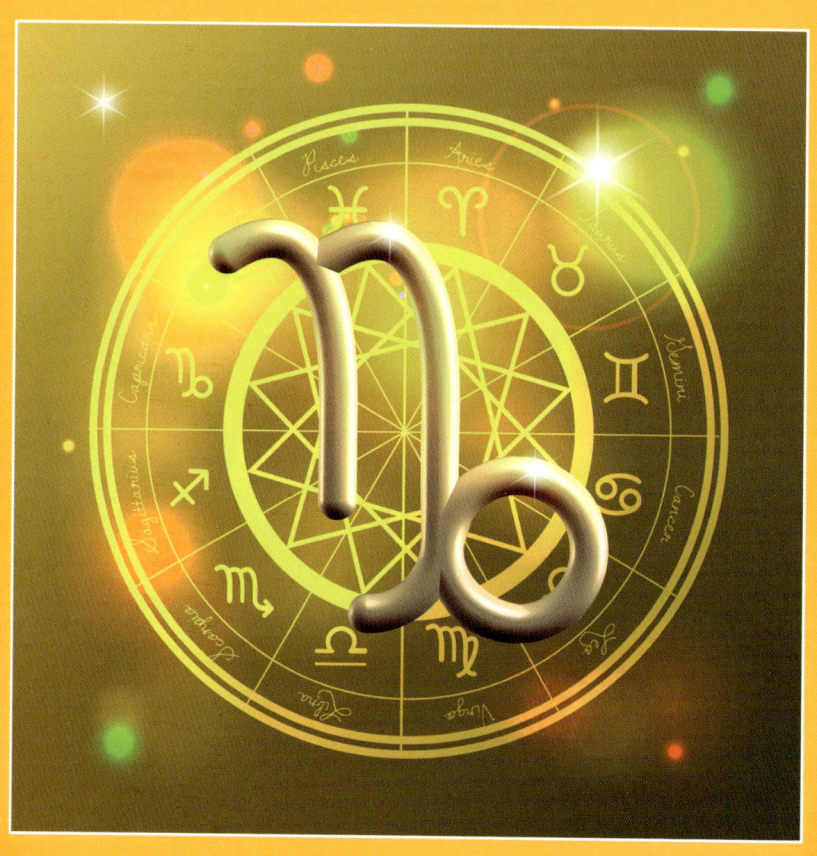

„Nur wer sein Ziel kennt,
findet den Weg."

Laotse, Philosoph

Tierkreiszeichen Steinbock

21.12. bis 20.01.

Stabilität – Struktur – Ordnung – eigenes Rückgrat – Beruf(ung)

Lebensmotto: Ich ordne und strukturiere. Ich schreibe meine eigenen Gesetze und bin meine eigene Autorität. Ich erreiche meine Lebensziele durch Verzicht, Disziplin und Ausdauer.

Lebenselixier: Beruf, Pflichterfüllung, Verantwortung übernehmen, effektive Strukturen aufbauen und erhalten, der Fels in der Brandung sein.

Lichtseite: Zuverlässigkeit, Klarheit, Ernsthaftigkeit, Zielstrebigkeit, Konzentrationskraft, Beschränkung auf das Wesentliche, Verantwortungsbewusstsein, Geduld, Ihre Grenzen erkennen und akzeptieren.

Schattenseite: Strenge, Härte, übermenschliche Anforderungen, Blockaden, Unterdrückung, Minderwertigkeitsgefühle, Kompensation durch Dauerleistung und Workaholismus, Ängste, Depression, erstarren in überholten Strukturen aus Angst vor Veränderung. Unmenschlicher Verzicht und Askese.

Als Steinbock gelingt es Ihnen, eine **klare Linie** und Stabilität in Ihr Leben zu bringen. Sie sind bereit, **Anstrengungen**, „Müh und Plag" auf sich zu nehmen, um Ihre langfristigen Ziele zu erreichen, die Sie sich mit Realitätssinn und einem gesunden **Ehrgeiz** gesetzt haben. Die Qualitäten und Fähigkeiten einer Steinbock-Persönlichkeit reifen wie ein guter Whiskey. Sie verlangen Zeit, **Ausdauer** und **Kontinuität**. Dann können Sie aber auch gesichert die verdienten Früchte ernten und mit zunehmendem Alter Meister auf Ihrem Gebiet zu werden. Nachdem in jungen Jahren noch Unsicherheit, **Ängste** und vielleicht auch schmerzhafte Erfahrungen durch Autoritäten, Verlust und Einsamkeit vorherrschen, können Sie durch Einsatz Ihrer Qualitäten **Fleiß, Disziplin und Durchhaltevermögen** aus ehemaligen Schwächen Ihre ganz besonderen Stärken machen.

Als Steinbock sind Sie oft auf sich **alleine** gestellt. Dadurch werden Sie dazu angehalten, auf eigenen Beinen zu stehen, ein eigenes Rückgrat zu entwickeln, d. h. **Stabilität und Halt in sich selbst** finden. Sind äußere Autoritäten (Eltern, Lehrer, Ausbilder, Ämter etc.) in der Kinder- und Jugendzeit als äußere Stützen und Ersatzgerüste noch notwendig, können Sie nach und nach **sich selbst strukturieren**, eine eigene Lebensordnung aufbauen und zunehmend selbst zur Autorität werden. Im besten Sinne, indem Sie aufgrund Ihrer Lebens- und Verhaltensweise überzeugen und Ihrem Umfeld auf natürliche Weise **Respekt** abverlangen. Der Hauptbereich, in dem Sie Ihre Persönlichkeit entfalten können, ist der **Beruf** bzw. das, was Sie als Berufung in Ihrem Leben betrachten.

Um Ihre Vitalität und Ihr Selbstbewusstsein zu stärken, ist es genau dieser Bereich, der sich bestens dafür eignet: Berufliche Leistung, berufliche Ziele definieren und gut geplant angehen, sich **Anerkennung und Autorität** verschaffen. Stabilisierend wirkt auch jede Form von Struktur, die Sie aufbauen, gerade rücken, effektiver gestalten. Alleine etwas unternehmen, einen Berg besteigen, auf einer einsamen Hütte sitzen und für sich abspeichern, dass Sie das alleine schaffen und durchstehen und dass es Ihnen Kraft und Klarheit bringt. **Reduktion auf das Wesentliche** tut Ihnen gut, eine Fastenkur oder das Ausräumen der Wohnung, bis nur noch das wirklich Wesentliche übrig bleibt.

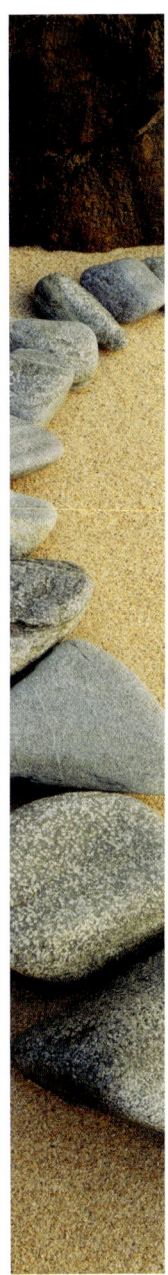

Entwicklungsstufen des Steinbocks

I. Keine Struktur im Leben
Ziellosigkeit
Einengende und beschneidende Autoritäten erfahren
Angst vorm Alleinsein
Kein beruflicher Ehrgeiz, keine Berufung erkennen

II. Struktur von außen diktiert und auferlegt bekommen
Gesellschaftskonforme Ziele
Konstruktive Autorität erfahren
Alleinsein mit Einsamkeit gleichsetzen
Beruf mit gesellschaftlicher Anerkennung

III. Eigene Strukturen entwickeln
Ziele zur Gestaltung Ihres Lebens
Sich selbst Autorität sein
Alleinsein kultivieren und daraus Kraft gewinnen
Beruf, der Ihrem Wesen entspricht
Sich selbst anerkennen.

IV. Strukturen im beruflichen und gesellschaftlichen Kontext einbringen
Ziele zur Gestaltung einer überpersönlichen Institution
Anderen Autorität und Halt sein
Alleinsein als All-ein-sein (eins mit dem Ganzen) erfahren
Ihre Berufung leben, innerhalb und außerhalb des Berufslebens

Krankheitsdispositionen und Psychosomatik des Steinbocks

Körperliche Zuordnung

- Knochen
- Wirbelsäule
- Gelenke, besonders das Knie
- Sehnen, Bänder
- Bindegewebe
- Haare
- Haut als Abgrenzungsorgan
- Zahnschmelz

Krankheitsdispositionen

- Erkrankungen der Knochen (Ostitis, Periostitis, Wirbelsäulenerkrankungen, Osteoporose, Knochenbrüche)
- Erkrankungen der Gelenke, Sehnen und Bänder (Arthritis, Arthrose, Gicht, Tennisellenbogen, Sehnenscheidenentzündung, Bandscheibenvorfall, Bänderriss u. a.)
- Erkrankungen des Bindegewebes (Kollagenosen)
- Erkrankungen der Haut (Dermatitis, Furunkel, Pilze, Herpes, Neurodermitis, Schuppenflechte, Tumore u. a.)
- Haarausfall
- Verkalkungen (Arteriosklerose)
- Stenosen und Verschluss (Thrombosen, Darmverschluss)
- Steinbildungen
- Verzögerte Entwicklung

Psychosomatik

Steinbock symbolisiert **Knochen und Stützgewebe** im Körper. Erkrankungen des Knochens gehen an die Grundsubstanz. Ohne sie ist keine aufrechte Haltung möglich. Die entsprechende Problematik betrifft etwas, das bisher Ihre Stabilität im Leben ausgemacht hat und worauf Sie sich felsenfest verlassen konnten. Bei **Entzündungen** besteht akuter Handlungsbedarf. Der bisherige Halt ist angegriffen. Sie müssen aktiv werden, ein Risiko eingehen, nach vorne treten und Ihre Position behaupten. Oder Sie haben genau das zu lange getan, obwohl der Stabilitätsfaktor nicht mehr zu halten ist. Es gärt und brodelt, brennt und tut weh. Was Sie als stabil wähnten, ist vielleicht nur noch eine Krücke, die Sie wegwerfen und durch neu gestaltete Strukturen ersetzen können.

Wirbelsäulenerkrankungen stehen im Zusammenhang mit der aufrechten Haltung und Ihrem Rückgrat im übertragenen Sinne. Fehlt es an innerer Geradlinigkeit und Halt in sich selbst? Ist Ihr Rückgrat in der Kindheit oder durch einen Schicksalsschlag gebrochen oder geschädigt worden und muss noch Heilung erfahren, bevor Sie aufrecht in der Welt stehen können? Oder ist Ihre Haltung zu starr und unbeugsam, dass es sich im Körper widerspiegelt?

Bei **Osteoporose** fängt die Stabilität an zu bröckeln und muss entweder neu genährt oder auf andere Füße gestellt werden. **Knochenbrüche** machen schlagartig Schluss mit einer bisherigen Struktur und erzwingen, alte „Stabilitätszöpfe" abzuschneiden, zu enge Bindungen zu beenden und einen radikalen Strich unter eine Sache zu ziehen. Bei **Tumoren** wird die jetzige Lebensordnung zerfressen und zerstört. Zu enge, die Luft abschnürende Strukturen oder erdrückende Ansprüche und Leistungsdruck haben selbstzerstörerische Ausmaße angenommen.

Gelenke bringen Flexibilität in den Bewegungsapparat. Ohne sie und die Muskeln ist Bewegung nicht möglich. Somit bedeuten Schmerz und Bewegungseinschränkung bei einer **Arthritis oder Arthrose**, dass es auch seelisch-geistig weh tut und es unmöglich scheint, beweglich zu sein und auf Lebenssituationen immer wieder neu und angemessen zu reagieren. Eine besondere Bedeutung kommt dem Knie zu. Man kann aus Schwäche oder Schmerz gezwungen werden, in die Knie zu gehen, oder es ab und zu freiwillig tun, als Zeichen der Demut und Bescheidenheit.

Rheumatische Arthritis gehört zu den Autoimmunerkrankungen und damit trägt sie einen selbstzerstörerischen Kern in sich. Der Körper kämpft gegen sich selbst, der Kranke mit Sicherheit auch. Energie, die nach außen gerichtet werden müsste, bekommt kein Ventil und nimmt den krankmachenden Weg gegen sich selbst. Die **chronischen Gelenkerkrankungen** zeigen auch, dass wenig Selbstversorgung durch eine vitale Ernährung stattfindet, da sich langjährige Übersäuerung des Körpers auch in den Gelenken und im Bindegewebe niederschlägt. Dasselbe gilt für die **Gicht**.

Sehnen und Bänder können überbeansprucht werden (Sport, Tennisarm, Sehnenscheidenentzündung) und fordern, wie es auch Sinn und Aufgabe aller Beschwerden im Bewegungsapparat sein kann, auf Schonung und Ruhe ein.

Die **Haut** hat viele Funktionen. Aus psychosomatischer Sicht ist vor allem die Haut als Abgrenzungsorgan von Bedeutung. Sind Sie offen dafür, Menschen zu begegnen, Kontakte zu knüpfen und sich auf eine Beziehung einzulassen. Oder schotten Sie sich aus Angst und schlechten Erfahrungen heraus ab? Noch „gefährlicher" wird es mit Nähe, Zärtlichkeit, Berührung zulassen und annehmen. Hauterscheinungen können auch hormonelle Ursachen haben (Pubertätsakne). Es verändert sich etwas, die Haut sprießt und blüht, es ist vieles in Bewegung, was nicht so schnell verarbeitet werden kann. Dennoch hat manch ein Teenie eine zarte Pfirsichhaut, während der andere unter Akne zu leiden hat. Und beide ernähren sich gleich. Jeder hat seine besondere Schwachstelle. Eine Akne schreit hinaus: Ich will unbedingt Berührung, habe aber auch Angst, berührt zu werden. Die Jugendlichen mit der glatten Haut haben ihre anderen Probleme.

Herpes ist eine Viruserkrankung, als labialis an den Lippen, als genitalis im entsprechenden Bereich. Die Infektion findet schon früh entweder direkt bei der Geburt oder als Kind in der Familie statt. Der Virus bleibt auch nach der Abheilung lebenslang im Körper. Bei starkem Stress ist das Immunsystem geschwächt und die Bläschen zeigen sich gerade dann in ihrer vollen Pracht, wenn man sie am wenigsten brauchen kann, z. B. am Hochzeitstag. Die sicherste Prophylaxe sind Entspannungsmethoden, Vitamin C und Zink. **Haarausfall** ist eine Schwäche des Systems, ein Zeichen großer Überforderung und Erschöpfung. Die Energie- und Nährstoffdepots müssen wieder aufgefüllt und Regeneration möglich gemacht werden.

Verkalkungen, Verengungen (Stenosen) bis hin zum **Verschluss** z. B. eines Gefäßes sprechen für sich. Strukturen und Ordnungssinn tragen zwar noch zu Halt und Stabilität bei, sind aber so eng und erdrückend, so gegen jede Lebendigkeit und freie Bewegung gerichtet, dass Sie sich nicht mehr rühren können. Der Mangel an Vitalität und Eigenwilligkeit lässt auch die Geschmeidigkeit und Flexibilität, den freien Energiefluss ersterben. Auch wenn es schwer fällt und unmöglich erscheint, bleibt nur die Trennung von überholten, lebensfeindlichen Strukturen in Ihrem Inneren.

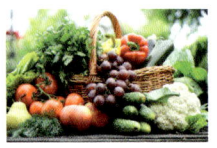

Gesundheitstipps für den Steinbock

Ernährungstherapie

Arthrose, bei der der Gelenkknorpel sich abbaut und immer dünner wird, bis Knochen auf Knochen reiben, ist nicht nur eine Verschleißerscheinung und ganz normal im Alter, sondern auch Ergebnis jahrzehntelanger mangelhafter und säurebildender Ernährung, deren Produkte sich im Bindegewebe und Knorpel ablagern. Daher muss der Körper durch basische Nahrung und basische Bäder entsäuert und mit hochwertigen Mineralstoffen (z. B. Sango Korallenpulver oder Tabs) versorgt werden. Dasselbe gilt für eine **Gicht (Hyperurikämie)**. Die purinreichen (Harnsäure-reichen) Nahrungsmittel (Fleisch, Wurst, Fisch, Meeresfrüchte, Hülsenfrüchte, Soja) sollten durch eine purinarme Ernährung (Obst, Gemüse, Eier, Milchprodukte) ersetzt werden. Wichtig ist auch die Zufuhr von ausreichend Flüssigkeit (am besten mindestens 2 Liter reines, stilles Wasser, ggf. mit frisch gepresstem Zitronensaft), da auch eine Dehydrierung einen Gichtanfall auslösen kann (Urlaub: Sonne, Hitze, Meeresfrüchte etc.).

Bei einer **Arthritis** ist Fasten ein Erste-Hilfe-Programm. Fettes Fleisch, fette Wurst und Käse (Omega-6-Fettsäuren = Arachidonsäure, entzündungsfördernd) sollten durch fetten Fisch (Makrelen, Lachs, Hering) und kalt gepresstes Raps-, Walnuss- und Leinöl (Omega-3-Fettsäuren, entzündungshemmend und antioxidativ) ersetzt werden.

Auch Zucker fördert die Entzündung, da er über Stoffwechselumwege die Bildung von Arachidonsäure anregt, und sollte stark reduziert werden. Wichtig für Knorpelaufbau und Knorpeldichte ist Magnesium, das außerdem für den Einbau von Calcium in die Knochen gebraucht wird. Die Calcium-Versorgung allein, z. B. gegen **Osteoporose**, genügt nicht. Es bedarf immer beider Mineralstoffe für den Knochenaufbau sowie Vitamin D und K2.

Entzündungshemmend sind außerdem das Enzym Bromelain in der Ananas, Selen und Mangan. Antioxidantien (Vitamin A, C und E, Omega-3-Fettsäuren, Heidelbeeren, Aroniabeeren, Acerolabeeren, schwarze Johannisbeeren) gehören bei allen genannten Erkrankungen zur Ernährungstherapie dazu, wie auch bei der **Arteriosklerose**. Auch hier gilt: Hochwertige Öle, wie Oliven-, Raps-, Walnuss-, Leinöl, anstelle von gesättigten Fettsäuren und Transfetten (Fritiertes, Margarine etc., deklariert als „gehärtete Fette") sowie Fische und Nüsse als Lieferanten von Omega-3-Fettsäuren und Vitamin B_6, B_{12} und Folsäure zum Abbau des gefäßschädigenden Homocysteins.

Bei Hauterkrankungen sollten Sie die Entgiftungsorgane Leber und Nieren unterstützen. Bei **Neurodermitis** sind Fasten und eine Sanierung des Darms, als größtes Immunorgan des Körpers, Grundvoraussetzung für eine Besserung. Zudem Nahrungsunverträglichkeiten herausfinden und die Lebensmittel ausschließen.

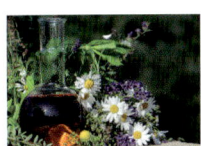

Naturheilkunde

Heilpflanzen

– Ackerschachtelhalm (Tee, Kieselsäure hilft bei Regeneration von Sehnen, Bändern, Gelenken, Verbesserung der Elastizität)
– Kurkuma, Arnikasalbe (entzündungshemmend, heilungsfördernd bei Arthritis)

– Teufelskralle (entzündungshemmend, schmerzstillend, abschwellend bei Arthritis)
– Weidenrinde (schmerzstillend bei Arthritis)
– Heublumenbäder (bei Arthritis, auch als Heublumensack bei Arthrose)
– Brei von warmen Blättern des Weißkohls oder Linsen als Umschlag, Quarkumschlag (Gicht)
– Beinwell als Tee und Salbe (schmerzstillend, blutreinigend, entzündungshemmend bei Arthritis, Gicht, Arthrose)
– Brennnessel, Löwenzahn als Frischpflanzensaft oder 4 bis 6 Wochen als Kur mit Tee (entgiftend, Arthritis, Gicht und Hauterkrankungen)
– Cayenne-Pfeffer als Wärmepflaster (chronische Arthritis, Arthrose)
– Knoblauch, Bärlauch, frisch oder Kapseln, Weißdorn Saft oder Kapseln, Artischocke als Kapseln, Sojabohne als Soja-lecithin-Präparat (Arteriosklerose)
– Ackerschachtelhalm, Vogelknöterich und Quecke (kiesel-säurehaltig, für die Haut)
– Eichenrinde, Walnuss, Hamamelis als Tee, Waschlappen damit nass machen und in den Kühlschrank, Minzöl-Was-ser-Waschungen, Pfefferminzöl in Milch oder Sahne emulgiert (bei Juckreiz)
– Manuka-Honig, Propoliscreme, Teebaumöl, Melissen-extrakt, Knoblauchzehe (Herpes)

Homöopathie

– Bryonia, Rhus toxicodendron, Rhododendron, Ledum (Arthritis und Arthrose)
– Apis mellifica, Colchicum (Arthritis)
– Arnica, Carbo animalis, Hamamelis, Natrium muriaticum (Verletzung der Bänder)

- Bryonia alba, Magnesium phosphoricum, Rhus toxicodendron, Ruta (Sehnenschmerzen)
- Arnica, Bellis perennis, Bryonia alba, Rhus tox., Ruta (Tennisellenbogen)
- Ammonium muriaticum, Colocynthis, Hypericum (Schmerzen bei Bandscheibenvorfall)
- Arnica, Calendula, Symphytum (Verletzung der Knochen)
- Ruta, Rhus toxicodendrum (Verletzung der Knochenhaut)
- Agaricus, Apis, Arsenicum album, Fagopyrum, Silicea, Staphisagria, Sulphur, Urtica urens (Juckreiz der Haut)

Schüßler-Salze

- Nr. 1 Calcium flouratum D12 (brüchige Nägel, Existenzängste)
- Nr. 2 Calcium phosphoricum D6 (festigt die Knochen, stützt das Bindegewebe, bei Osteoporose
- Nr. 5 Kalium phosphoricum D6 (ausgelaugt nach langer Überlastung und Pflichterfüllung)
- Nr. 6 Kalium sulfuricum D6 (chronische Infekte, Schwäche z. B. nach langer Krankheit)
- Nr. 7 Magnesium phosphoricum D6 (Schmerzen bei Bandscheibenvorfall, Rückenschmerzen durch Verspannungen)
- Nr. 8 Natrium chloratum D6 (bei trockener Haut)
- Nr. 9 Natrium phosphoricum D6 (bei Akne)
- Nr. 11 Silicea D12 (Falten, pergamentartige, dünne Gesichtshaut, unterstützend bei Grauem Star)
- Nr. 12 Calcium sulfuricum D6 (rheumatoide Arthritis, Aufbau von Knorpel)
- Nr. 16 Lithium chloratum D6 (Hautekzeme, Neurodermitis)
- Nr. 18 Calcium sulfuratum D6 (Autoimmunerkrankungen, z. B. vom Bindegewebe (Kollagenosen, Sklerodermie)

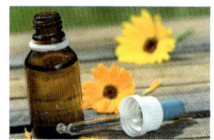 # Feinstoffliche Heilweisen

Blütenessenzen

- Gentian, Gorse (bei negativer Erwartungshaltung, Hoffnungslosigkeit, depressive Stimmung)
- Oak (bei Dauerleistungsdruck)
- Vervain (bei Verausgabung, Daueranspannung)
- Dandelion (bei Muskelverspannungen)
- Golden Ear Drops (zur Aussöhnung mit schmerzhaften Kindheitserfahrungen)
- Larkspur (bei zu viel Härte und Selbstbezogenheit, für echte Führungskraft und natürliche Autorität)
- Mountain Pride (bei Angst vor großen Herausforderungen)
- Penstemon (für Stärke und Durchhaltevermögen in schwierigen Situationen)
- Saguaro (bei schmerzhaften Erfahrungen mit Autoritäten, für Achtung und Würdigung von älteren Menschen/Autoritäten)
- Zinnia (zu früh zu viel Verantwortung als Kind, für mehr Leichtigkeit und Verspieltheit)

Ätherische Öle

- Patchouli (erdig-anregend, erotisierend)
- Zeder (zur Erdung)
- Cajeput, Fichte, Kiefer (Gicht)
- Cajeput, Eukalyptus (Arteriosklerose)

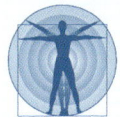 # Körper- und Energiearbeit

Kampfsportarten, besonders Karate und Kung Fu

Qi Gong und **Bioenergetik,** um den Körper beweglich und lebendig zu machen bzw. zu erhalten. Informieren Sie sich bei Ihrer Krankenkasse, im Fitnessstudio oder in Vereinen nach möglichen Angeboten.

Hatha-Yoga

Drehsitz für eine bewegliche Wirbelsäule

Ausführung
– Setzen Sie sich auf Ihre Fersen und danach links von Ihren Fersen.
– Heben Sie das rechte Bein, gehen damit über das linke Bein und setzen seinen Fuß auf der Höhe des Knies des linken Beins ab.
– Achten Sie darauf, dass beide Gesäßhöcker auf dem Boden bleiben.
– Umfassen Sie mit der linken Hand das rechte Knie und setzen Sie Ihren rechten Arm hinter dem Rücken ab.
– Halten Sie den Kopf gerade, die Schultern unten lassen (nicht hochziehen).
– Drehen Sie mithilfe des Drucks der Hand auf dem Knie den Oberkörper immer weiter nach rechts und hinten, soweit Sie können.

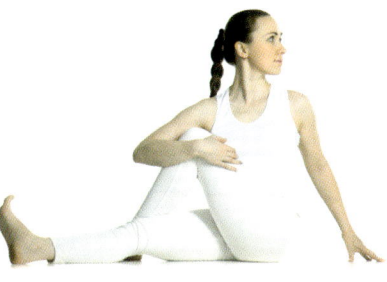

- Bleiben Sie so lange wie möglich in dieser Position, mindestens 2 Minuten.
- Gehen Sie langsam aus der Position heraus, setzen Sie sich wieder auf Ihre Fersen und machen Sie die Übung auf die andere Seite.
- Wenn Sie die Position nur kurze Zeit halten können, wiederholen Sie die gesamte Übung 2-mal.

Gesundheitswirkungen
- Verbesserte Beweglichkeit der gesamten Wirbelsäule
- Massage und Anregung der Organe im Bauchraum (verdauungsfördernd) und der Nieren (blutreinigend)
- Dehnung und Straffung der Muskeln an der Körperseite und des Bauchs, Reduktion von Fettansatz an Bauch und Hüfte
- Nicht ausführen in der Schwangerschaft, bei Magengeschwüren, Bandscheibenschäden und Ischias

Regelmäßig Übungen diszipliniert durchführen

Lichttherapie zur Wiedererweckung der Lebenskräfte, falls sie zu stark in unmenschlichen Ansprüchen und Härte gegenüber sich selbst verloren gegangen sind.

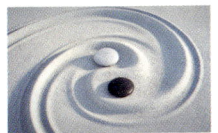

Seelenarbeit

Zazen

Die stille Sitzmeditation des Zen wird mit halb geschlossenen Augen durchgeführt, sodass der Kontakt zur Realität immer vorhanden bleibt und Sie nicht abdriften. Der leicht nach unten gerichtete Blick wird 80 bis 100 cm geradeaus nach vorne gerichtet. Entspannt, ohne etwas zu fixieren.

Unterstützt werden kann das Ankommen im Moment durch das Achten auf den Atem sowie – bei ausgeprägtem Gedankenkarussell – das Zählen der Atemzüge von 1 bis 10. Diese Meditation dient der Konzentration auf den Moment, ohne Einmischung, ohne irgendetwas erreichen zu wollen, indem Sie einfach Ihrem Atem folgen und versuchen, wirklich nur jeden einzelnen Atemzug wahrzunehmen. Ein. Aus.

Zur Unterstützung können Sie Ihre Wahrnehmung auf den Luftstrom, des Ein- und Ausatmens richten. Sie sitzen dabei ganz aufrecht. Dazu können Sie sich vorstellen, dass Ihr Kopf am Ende des Scheitels an einem goldenen Faden sanft nach oben gezogen wird. Eine Hand liegt zur Hälfte in der anderen Hand. Die Daumen berühren sich. Entspannt. Beginnen Sie mit 10 Minuten und steigern Sie langsam die Zeitdauer. Sie können auf einem Meditationskissen im Schneidersitz, Fersensitz oder halben Lotussitz oder, falls zu unbequem, auf einem Stuhl sitzen.

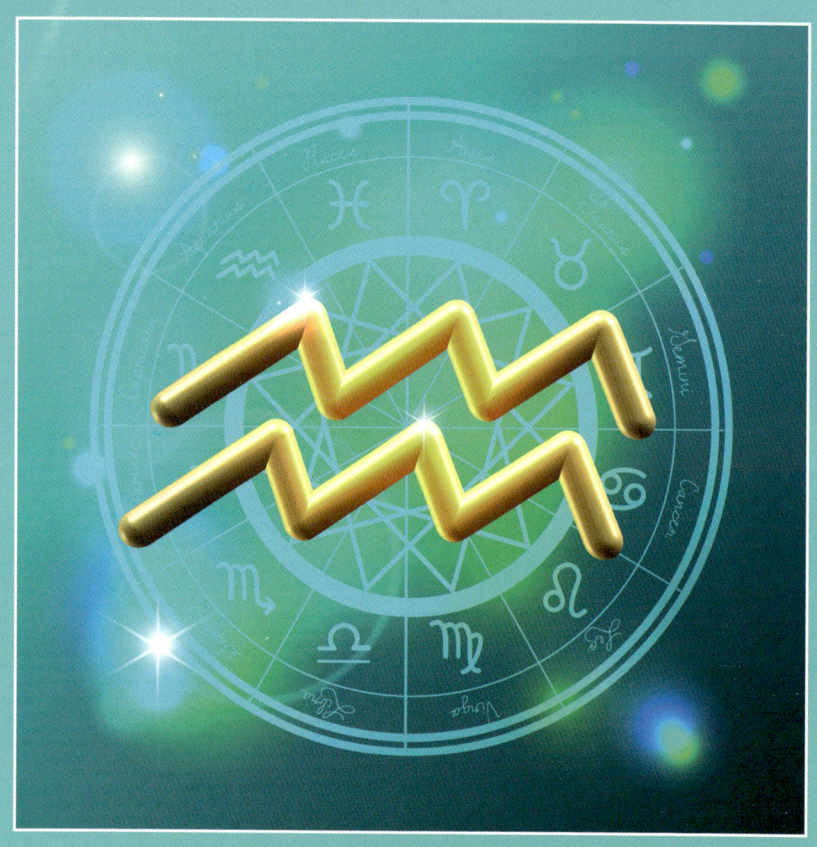

„Damit das Mögliche ent-
steht, muss immer wieder
das Unmögliche versucht
werden."

Hermann Hesse

Tierkreiszeichen Wassermann

20.01. bis 19.02.

Freiheit – Ausbruch aus zu engen Strukturen – Teamgeist – Visionen

Lebensmotto: Ich befreie mich von überholten Strukturen und Bindungen. Ich springe ins Ungewisse. Mein Blick geht in die Zukunft, in Richtung meiner Visionen.

Lebenselixier: Freiheit, Bruch mit der Vergangenheit und Konventionen, neueste Technik, das angeblich Unmögliche möglich machen, Spontanideen, Freunde und Zugehörigkeitsgefühl zu einer Gemeinschaft.

Lichtseite: Progressives Denken und Handeln, Abwechslung, Spontaneität, Spannung, Ausbruch aus der Norm, erfinderischer Geist, Gemeinschaftssinn, Hilfsbereitschaft, Freundschaften wichtig nehmen und pflegen, völlig neue Lebensmodelle.

Schattenseite: Chaos, Lärm, Stress, Unruhe, Bindungsunfähigkeit, Unberechenbarkeit, Distanz, Kälte, Bersten, Platzen, Unfälle, Explosionen (innen und außen).

Als Wassermann heben Sie am liebsten ab, weit über die Wolken, um **Abstand** zu gewinnen und die Dinge aus der **Vogelperspektive** zu betrachten. Sie brauchen Luft, Freiraum und die Möglichkeit, plötzlich und spontan zu agieren. Das kann in **Chaos** und Unberechenbarkeit ausarten, macht aber auch die Bahn frei für geistige **Quantensprünge** und unglaubliche

Lösungen. Will man Sie zu fest binden und festlegen, werden Sie unruhig und innerlich so stark angespannt, dass es zum Ausbruch kommen muss.

Sie brauchen sofort verfügbare **Ventile**, Handlungsfreiheit und Luft, um sich bei Bedarf aus zu einschnürenden Pflichten und Bindungen herausbeamen zu können. Es muss bunt, **abwechslungsreich** und visionär zugehen. Manchmal auch etwas verrückt. Wassermann ist der Clown, der **Rebell** und Freigeist im Tierkreis. Sie fühlen sich am wohlsten und in Ihrem Element, wenn Sie sich von Norm und Tradition, von den üblichen Erwartungen und Anforderungen (auch in Ihnen selbst) abwenden und völlig neue Wege einschlagen.

Ein weiteres wichtiges Thema ist Ihr starker **Gemeinschaftssinn**. Die Vision sind **Gleichheit** und Gleichberechtigung, keine Hierarchien und ein hohes Maß an Hilfsbereitschaft. Sie brauchen **Freunde** oder ein gutes Team. Und eine gemeinsame Vision, die weit in der Zukunft liegt oder mit der Sie aus Sicht Ihres Umfelds von allen guten (normalen) Geistern verlassen sind. So muss es sein. Sie haben Ihre eigenen.

Wenn Sie Ihre Vitalität und Ihr Selbstbewusstsein stärken wollen, unternehmen Sie am besten eine **Spontanaktion** oder machen etwas Verrücktes. Durchbrechen Sie den Alltag, setzen Sie sich für einen Last-Minute-Kurztrip in den Flieger, überraschen Sie einen alten Freund mit einem Besuch oder gründen Sie ein zukunftsweisendes Unternehmen. Ideen dazu haben Sie genug.

Auch jede Maßnahme, um sich aus zu engen Bindungen zu lösen oder eingefahrene Strukturen zu durchbrechen, d. h. Ihren Freiraum schlagartig zu vergrößern, lässt Ihr Herz höher schlagen und stärkt Ihre Lebenskraft.

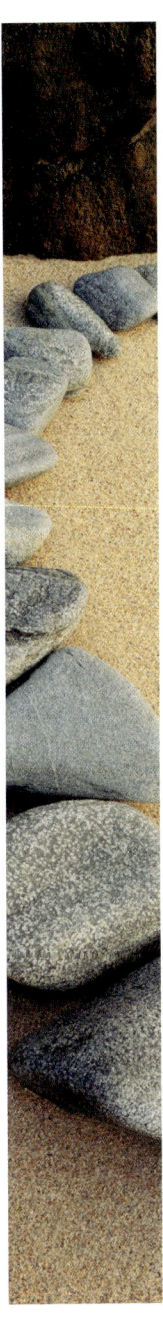

Entwicklungsstufen des Wassermanns

I. Keine Zukunftsvision
Chaotisch, explosiv
Wenig Unabhängigkeit
Freiräume durch Brüche von außen (Kündigung,
   Trennung durch den Partner usw.)
Kein Sinn für Gemeinschaft/Bekanntenkreis

II. Ziele als Zukunftsvision
Unberechenbare, plötzliche Aktionen
Freiheit in bestimmten Lebensbereichen
Freiräume durch kaltes, ruppiges Vor-den-Kopf-
   Stoßen des Umfelds
Bedürfnis nach Gruppenzugehörigkeit
Aufbau eines Freundeskreises beginnen

III. Individuelle persönliche Zukunftsvisionen
Gezielte Befreiungsaktionen für eigene Wünsche
Hohes Maß an Unabhängigkeit
Freiräume durch selbst kreierte plötzliche Brüche
Integration in eine Gemeinschaft
Einen Freundeskreis haben

IV. Visionen für die Gesellschaft, die ganze Welt

V. Gezielte Befreiungsaktionen für das Team,
   eine Gruppe, für eine überpersönliche Idee
Unabhängigkeit im persönlichen Leben
Freiräume schaffen unter Berücksichtigung des
   Umfelds
Erfrischender, inspirierender Teamplayer
Bunt gemischter Freundeskreis, der bewusst
   gepflegt wird
Einsatz von Hilfsbereitschaft für überpersönliche
   Ziele

Krankheitsdispositionen und Psychosomatik des Wassermanns

Körperliche Zuordnungen

- Unterschenkel
- Sprunggelenk
- Nervensystem

Krankheitsdispositionen

- Erkrankungen im Bereich der Unterschenkel
- Verletzungen, Verrenkungen des Sprunggelenks
- Muskelzittern, Muskel-, Bänderrisse (Band = Steinbock, Riss = Wassermann)
- Entzündliche Prozesse im Nervensystem (Multiple Sklerose, Polio-Infektion, Masern-/Mumps-Hirnentzündung, bakterielle Hirnentzündung)
- Nervenschmerzen (Hexenschuss, Ischias, Karpaltunnelsyndrom, Trigeminus-Neuralgie, Begleiterscheinung von Diabetes, mechanische Störung, Kribbeln, Ameisenlaufen, Stechen, Pelzigkeit, Elektrisieren, Taubheitsgefühl)
- Gehirnerschütterung, Schädel-Hirn-Trauma,
- HWS-Schleudertrauma (Hals = Stier, Schleudertrauma = Wassermann)
- Parkinson
- Epilepsie
- Schüttelfrost
- Gürtelrose (Herpes zoster)
- Ballismus (unwillkürliche Schleuderbewegungen), Chorea (ticartige Zuckungen)
- Querschnittslähmung

Psychosomatik

Als Wassermann sind Sie oft **abrupt und plötzlich**. Sie durchschlagen den gordischen Knoten, damit es wieder Luft zum Atmen gibt und etwas völlig Neues, Unbekanntes passieren kann. Findet dieser Schnitt in Ihrem Leben nicht statt, kommt es zu starker **innerer Unruhe** und **Nervosität**. Sie stehen unter Hochspannung, kurz vor der Explosion. Kommt es nicht zu einer Entladung über eine Befreiungsaktion in Ihrem Leben, bleibt nur noch die körperliche Ebene, ein **Bänderriss, Knochenbruch, Hexenschuss**, eine **Gehirnerschütterung** oder eine Verletzung des **Sprunggelenks** als Ersatz für den Sprung ins Unbekannte. Äußere Ereignisse sind **Unfälle, Explosionen**, die Treppe oder Leiter herunterfallen oder **elektrische Entladungen**, also Vorsicht bei Arbeiten mit Elektrizität in diesem Zustand. Vielleicht stürzt auch der Rechner ab.

Stress korrespondiert mit Wassermann. Bei Überforderung kann es zu **Augenzuckungen** und **Zittern** kommen. Auch **Juckreiz** ist ein Zeichen für „ich will hier raus".

Verletzungen des **Unterschenkels** haben dieselbe Botschaft. Wo möchten Sie heraus? Welche Situation oder Bindung ist unerträglich für Sie geworden, sodass Sie meinen, gleich zu platzen, wenn Sie nichts verändern? Verändern Sie es. Jetzt!

Entzündliche Erkrankungen der Nervenzellen bringen eine hohe Dringlichkeit und ein aggressives Element mit ein. Aggression kommt aus dem Lateinischen und heißt angreifen, an etwas herangehen. Dadurch kommt es über den Körper zu einem Doppelimpuls: Befreien Sie sich mit Kampfgeist und gehen Sie in Ihrem Leben nach vorn. Bei Grunderkrankungen als Ursache, z. B. Diabetes, muss diese geklärt und gelöst werden.

Ziel ist immer, alte Strukturen zu brechen und abzuwerfen, und wieder ein Stückweit unabhängiger zu werden.

Parkinson ist eine Kombination aus Steinbock (Rigidität) und Wassermann (Zittern). Es herrscht ein innerer Kampf zwischen zu viel Festhalten an Stabilität, die überholt ist, und dem nicht gelebten Drang nach Ausbruch und Freiheit.

Der schubweise auftretende **Herpes zoster** ist Zeichen von zu viel Stress und dauernder Überlastung, dem entsprechend geschwächten Immunsystem, verbunden mit einem übersäuerten Körper. Er ruft sehr unangenehm in Erinnerung, dass Ruhephasen unabdingbar zum Leben dazugehören.

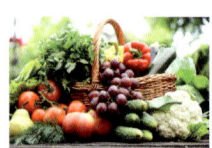

Gesundheitstipps für den Wassermann

Ernährungstherapie

Als **Nervennahrung** schlechthin gilt der **Vitamin-B-Komplex**, allen voran Vitamin **B$_1$** (Vollkornprodukte, Hülsenfrüchte, Kleie, Nüsse, Sonnenblumenkerne, Sesam), Vitamin **B$_6$** (Vollkorn, Feldsalat, Pistazien, Avocado, Bananen, Leinsamen) und Vitamin **B$_{12}$** (Fisch, Fleisch, Meeresfrüchte, etwas in Sauerkraut, Bier und Chlorella-Algen). Er ist notwendig für die Nervenfunktion und die Regeneration von Nervenzellen. Bei Vitamin B$_{12}$ ist zu beachten, dass es nicht nur ausreichend mit der Nahrung oder Nahrungsergänzungsmitteln verzehrt, sondern auch vom Körper aufgenommen werden muss. Dazu bedarf es des **Intrinsic-Faktors**, eines Transportproteins für das Vitamin, ohne das es im Darm nicht aufgenommen werden kann. Säureblocker, wie die Protonenpumpeninhibitoren oder H2-Antagonisten, reduzieren die Funktion der Zellen, die zwar die Magensäure, aber auch den Intrinsic-Faktor produzieren. Es fehlt bei Einnahme dieser Medikamente nicht nur an Magensäure, die das Vitamin aus der Nahrung löst, sondern auch an dem Transportmolekül zur Aufnahme. Auch im Alter nimmt die Aktivität dieser Zellen ab und es wird weniger Magensäure und Intrinsic-Faktor gebildet.

Vitamin B$_{12}$ ist maßgeblich am Aufbau der Myelinscheiden (Schutzhülle) der Nervenfasern beteiligt, die die Erregungsleitung (Informationsweitergabe) von Zelle zu Zelle sicherstellen. Diese Myelinscheiden werden bei Multiple Sklerose durch die Entzündung abgebaut.

Bei Stress sind neben diesen 3 B-Vitaminen auch **Magnesium** (entkrampfend, entspannend, in Kürbiskernen, Leinsamen, Sonnenblumenkernen, Sojabohnen, Kichererbsen, Naturreis, Hirse), **Vitamin D** (nicht nur für die Knochen gut, sondern auch für gesunden Schlaf, Leistungsfähigkeit, Immunabwehr und gute Stimmung, in Leber, Eiern, Hering, Pilzen, Avocado, Käse) und Selen (Vollkornprodukte, Paranüsse, Hülsenfrüchte, Hirse, Weizenkeime) sehr hilfreich.

Möchten Sie also Ihr Nervenkostüm durch die Ernährung stärken, essen Sie vorrangig **Vollkornprodukte, Nüsse, Gemüse** und **Sprossen.** Auch **Smoothies, Amaranth** und **Qinoa** (glutenfrei), **Kakao** und **Süßkartoffeln** tragen zu mehr Ausgeglichenheit bei. Süßigkeiten dagegen sind keine echte Nervennahrung, sondern Vitamin-Räuber.

Bei **entzündlichen Prozessen** ist die Versorgung mit Antioxidantien (z. B. Vitamin C in Acerolabeeren, Paprika, Brokkoli und Zitrusfrüchten und Vitamin E in Pflanzenölen, Fischen, Avocados und schwarzen Johannisbeeren), Capsaicin (Chili, als Kapseln und/oder Wärmepflaster) und Pflanzenöle mit entzündungshemmenden, antioxidativen, schmerzstillenden Omega-3-Fettsäuren (Lein-, Raps-, Walnussöl) zu sichern.

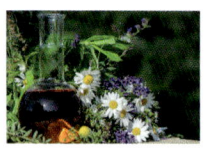

Naturheilkunde

Heilpflanzen

- Arnikasalbe (Verstauchungen, Verrenkungen, Sprunggelenk)
- Johanniskraut als Tee oder Kapseln und äußerlich als Öl (Nervenschmerzen, z. B. Herpes zoster)
- Minzöl zur Kühlung, Cayenne-Pfefferextrakte, Senfmehl, Wacholder-, Brennnessel- oder Rosmarinspiritus (Kräuter in 70%igem Alkohol) zur wärmenden Einreibung (Nervenschmerzen)
- Juckreiz der Haut, siehe Steinbock
- Baldrian, Hopfen, Lavendel, Melisse als Tee, Fertigprodukte, Badezusatz (bei Nervosität und Schlafstörungen)

Homöopathie

- Aconitum, Arsenicum album, Ignatia amara, Mezereum, Rhododendron, Spigelia, Zincum phosphoricum (Nervenschmerzen = Neuralgien)
- Bryonia, Cimicifuga racemosa, Colocynthis, Iris versicolor, Magnesium phosphoricum, Rhus toxicedendron, Tellurium (Nervenschmerzen, besonders Ischias und Hexenschuss)
- Anthracinum, Apis mellifica, Arsenicum album, Hypericum, Iris, Kalmia latifolia, Mercurius solubilis, Mezereum, Rhus tox (Herpes zoster)
- Spigelia anthelmia, Verbascum thapsus aut thapsiforme (Trigeminusneuralgie)

Schüßler-Salze

- Nr. 7 Magnesium phosphoricum D6 (Krämpfe, stechende, blitzartig einfahrende Schmerzen wie Ischias und Hexenschuss)
- Nr. 14 Kalium bromatum D6, Nr. 19 Cuprum arsenicosum D6 (Nervosität, Überreizung, unterstützend bei Epilepsie)
- Nr. 21 Zincum chloratum D6 (Unruhe, Hypernervosität, Muskelzuckungen, ADHS)

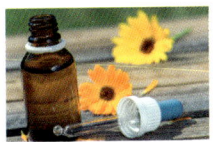

Feinstoffliche Heilweisen

Blütenessenzen

- Scleranthus (bei Unentschlossenheit, Sprunghaftigkeit)
- Walnut (zur Unterstützung bei Neuanfängen)
- White Chestnut (bei mentaler Spannung, überaktivem Geist)
- Wild Oat (Zerrissenheit, Unentschlossenheit)
- Arnica (nach plötzlichen, schockartigen körperlichen Erfahrungen/Brüchen/Schnitten)
- Calla Lily (zur Akzeptanz seines Geschlechts)
- Chamomile (für Gelassenheit und Entspannung)
- Dill (bei überreizten Sinnen durch übermäßige Außeneindrücke, besonders technischer Natur)
- Lady's Slipper (für Kraft bei zu starker Fixierung auf die geistige Ebene, Verbindung von Geist und Körper/Erde/Kraft)
- Lavender (Entspannung, besonders bei überreiztem Nervensystem)
- Madia (bei geistiger Zerstreutheit)
- Mallow (für mehr Offenheit für Freunde)

- Quaking Grass (mehr Gemeinschaftssinn statt Eigeninteressen)
- Peppermint (für geistige Entspannung und Frische)
- Sweet Pea (bei Angst vor Bindungen, für echte innere Freiheit in Verbindung mit sozialem Verhalten)

Ätherische Öle

- Pfefferminze (kühlend, geistig anregend und erfrischend; auch kühlend bei Juckreiz auf der Haut – Vorsicht: nicht in die Nähe von Schleimhäuten und Augen bringen!)
- Lavendel, Melisse (beruhigend, entspannend bei Übernervosität)
- Cajeput, Petitgrain (zum Aufpeppen, geistig anregend)
- Bergamotte (erfrischend)

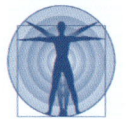 # Körper- und Energiearbeit

Kundalini-Yoga

Kundalini ist nach einer indischen Lehre (Tantrismus) eine Kraft, die symbolisch als eingerollte Schlange im Steißbeinbereich (1. Chakra = Energiezentrum) sitzt.

Beim Kundalini-Yoga wird durch bestimmte Übungen, wie Yoga-Positionen, Atemübungen, Konzentration auf das 3. Auge (Stirnchakra, Öffnung für Inspiration und Erkenntnis) und Mantren (heilige Worte) sowie eine spirituelle Lebensweise daran gearbeitet, diese „Schlangenkraft" zu erwecken und bis zum höchsten Energiezentrum auf dem Scheitel aufsteigen zu lassen. Ziel ist absolute Persönlichkeitsentwicklung, absolute Erkenntnis und absolutes Glück (Erleuchtung). Übersetzt heißt das die optimale Verfügbarkeit Ihrer Fähigkeiten und Qualitäten für Ihr Leben, die Reinigung von Negativität, Gesundheit und ein plötzliches (Uranus) beglückendes Einheitsgefühl.

Uranisch ist dabei, dass die Energie elektrisch ist, sich plötzlich entladen kann und sich innere Visionen einstellen können. Wenn Sie Interesse haben, negative Erfahrungen und Gefühle abzuschütteln, Ihr Energieniveau deutlich anzuheben und Sie die Methoden ansprechen, dann können Sie sich weiter informieren unter www.yoga-vidya.de/kundalini-yoga.

Bei der **Kundalini-Meditation** wird der Körper durch ein 15-minütiges Schütteln zu Musik einerseits gelockert, wodurch Blockaden gelöst und sehr viel Energie freigesetzt wird. Diese können Sie in den darauf folgenden 15 Minuten durch Tanzen, Hüpfen etc. entladen.

Darauf folgen 15 Minuten sehr langsame, sphärische Musik, während der Sie sitzen und die Energie wieder nach innen gerichtet wird.

Die 4. Phase ist Stille, bei der Sie sich auf den Rücken legen können. Eine sehr energievolle Meditation, in der viel Energie in Bewegung kommt, die großen Spaß macht und die Sie zuhause mit einer CD machen können, die im Handel erhältlich ist (Osho und Deuter: Kundalini-Meditation).

Wildes Tanzen bei Ihnen zu Hause auf selbst gewählte fetzige Musik.

Therapieformen

– Elektro- oder Laser-Akupunktur
– Bioresonanztherapie

Beide Therapieformen können Sie bei einem naturheilkundlich orientierten Arzt und beim Heilpraktiker durchführen lassen.

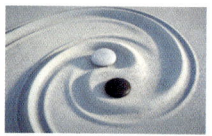 # Seelenarbeit

Karikaturen zeichnen

Der Narr in Dir

Setzen Sie sich bequem hin und schließen Sie die Augen. Stellen Sie sich vor Ihrem inneren Auge eine weiße, leere Leinwand vor, die nur Ihnen ganz alleine gehört, um Ihre Verrücktheiten, Ihr Chaos, Ihren inneren Clown, alles, was der Welt unmöglich erscheint, Ihre exzentrische Note, Ihren Bruch mit allem, was bisher gewesen ist und was Sie geglaubt haben, zu sein, aufzuführen. Nehmen Sie sich eine bestimmte Zeit für diesen inneren Film, mindestens 20 Minuten.

Sitzen Sie hinterher noch 10 Minuten still oder – wenn Sie zu viel Energie in sich verspüren – drücken Sie Ihren inneren Narren noch einmal im Tanz aus.

Koans

Die Meditation auf Koans gehört zu den Methoden des Zen-Buddhismus mit dem Sinn des plötzlichen Durchbrechens aller Ratio und Denkmuster. Genauso plötzlich wie auch oft das Verhalten der früheren Zen-Meister, die durch Plötzlichkeit und Unberechenbarkeit lehrten, was einfach nicht anders vermittelt werden kann. Von der Methode her ist Zen dem Steinbock zugeordnet (siehe Seite 199).

Arbeit mit dem Stirnchakra

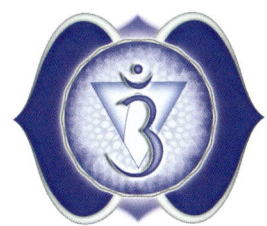

Um Ihre Wassermann-Kraft zu stärken, aktivieren Sie Ihr Energiezentrum (Chakra) in der Stirnmitte. Es liegt 1 cm über der Nasenwurzel. Setzen Sie sich bequem hin und schließen Sie die Augen. Konzentrieren Sie sich auf die beschriebene Stelle zwischen den Augenbrauen. Unterstützen Sie die Konzentration, indem Sie sich vorstellen, in das Chakra ein- und auszuatmen. Führen Sie die Übung 5 Minuten lang durch. Ein guter Zeitpunkt ist abends nach der Arbeit, um geistig frei in den Feierabend gehen zu können. Auch bei sehr emotionalen Zuständen schafft die Übung Distanz und Klarheit. Wenn Sie die Übung verinnerlicht haben, können Sie den Kontakt zu Ihrem Stirnchakra jederzeit im Alltag herstellen. Atmen Sie einfach in schwierigen Situationen ein paar Mal in Ihr Stirnchakra ein und aus und Sie sind wieder Herr der Lage.

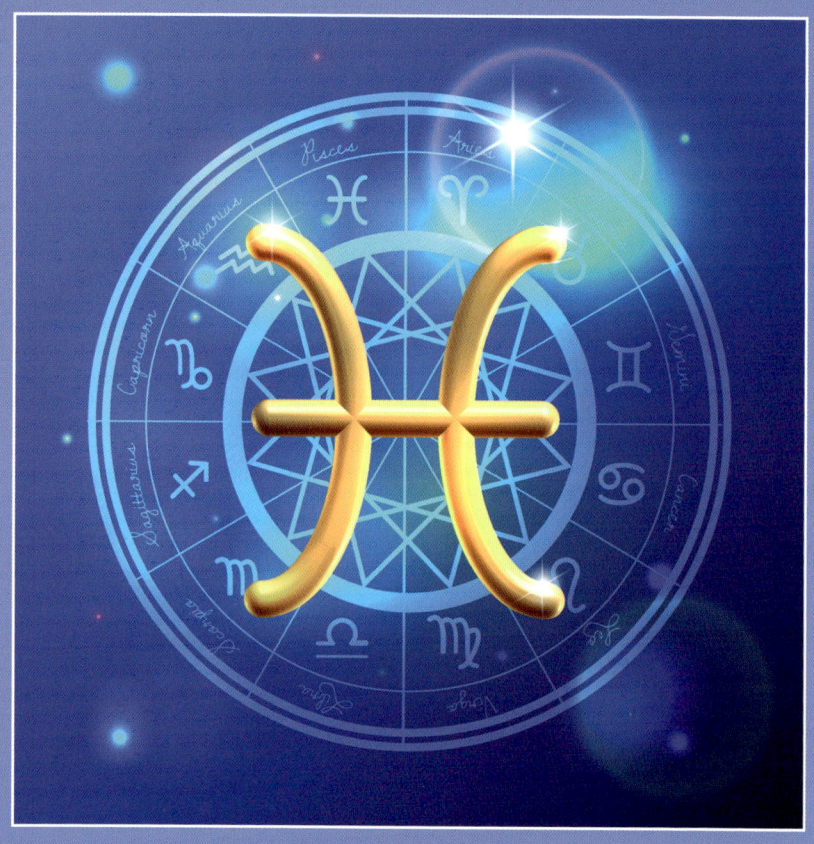

„So wie der Grund eines Sees
deutlich sichtbar wird, wenn
die Wellen an der Oberfläche
sich legen, so kann das wahre
Selbst wahrgenommen werden,
wenn sich die Erscheinungs-
formen des Geistes legen."

Swami Sivananda Saraswati, Yoga-Meister

Tierkreiszeichen Fische

19.02. bis 20.03.

Intuition und Sensibilität – Soziales Empfinden – Verwirklichung Ihrer Träume

Lebensmotto: Ich habe ein großes Herz für Menschen, die Hilfe brauchen. Ich bin anders als die anderen. Ich lebe in einer anderen Welt, in meinen Träumen und Sehnsüchten.

Lebenselixier: Kranken, schwachen Menschen helfen. Sich für Randgruppen engagieren, künstlerischer Ausdruck (Tanz, Malen, Musik, Dichtung), nicht von dieser Welt sein.

Lichtseite: Selbstlosigkeit, Hingabe an eine überpersönliche Aufgabe, soziales Engagement, sanfte Auflösung eingefahrener Strukturen, fließen, mit dem, was ist, ohne Einmischung, sich aus der Vernunft und den Alltagsbelangen herausheben und Ihr Anderssein leben, Träume ernst nehmen und umsetzen, heilerische Fähigkeiten, Spiritualität.

Schattenseite: Opferrolle, ausgenutzt werden, sich nicht wehren können. Faulheit, den Anforderungen des Alltags nicht gewachsen sein, keine Verantwortung für Ihr Leben übernehmen wollen und können, Illusion und Enttäuschung, Ängstlichkeit, Unsicherheit, Realitätsflucht, Isolation.

Als Fische-Geborener sind Sie **hochsensibel** und spüren mit Ihren **unsichtbaren Antennen** genau, was sich um Sie herum und bei Ihrem Gegenüber abspielt. Dazu muss es nicht ausgesprochen werden und der andere kann auch 1.000 km entfernt sein. Es fällt Ihnen schwer, sich abzugrenzen und bei sich selbst zu bleiben. Ist Ihre Freundin traurig, sind Sie es auch, selbst wenn es Ihnen eigentlich sehr gut geht. Das starke **Mitgefühl** und Ihre **Anteilnahme** können Sie in **soziale oder helfend-heilende Betätigungen** einfließen lassen und damit konstruktiv umsetzen.

Sie haben wenig Bezug zu normgemäßen Auflagen und vernünftige Überlegungen. Sie sind anders, interessieren sich für **alternative Projekte**, engagieren sich für die Ärmsten der Welt oder gehen in einer **künstlerischen Arbeit** auf. Fische als letztes Tierkreiszeichen hat schon alle Anstrengungen und Erfolge des Lebens hinter sich und braucht nichts mehr zu beweisen. Sie ziehen es vor, in Ihrer **Traum- und Phantasie-Welt zu leben**, Musik zu hören oder ein Bild zu malen, als die Küche sauber zu machen. Aufgrund der hohen Empfindsamkeit brauchen Sie viel **Ruhe, Alleinsein** und einen sicheren **Rückzugsort**. Ein Kloster-Retreat ist Ihnen lieber als ein Pauschalurlaub. **Meditation** und stilles Gebet nähren Ihr besonderes Wesen.

Zur Stärkung Ihrer Vitalität und Ihres Selbstbewusstseins brauchen Sie Ruhe, Alleinsein und ein geschütztes Umfeld. Dort tun Sie entweder Nichts zur tiefen Regeneration, betätigen sich künstlerisch oder wenden energetische Heilmethoden an. Auch das Aufgehen in einem Ehrenamt oder einem sozialen Dienst und jede Aktivität, in der Sie Ihrem Anderssein Ausdruck verleihen, baut Sie auf und nährt Ihr Wesen. Die größte Unternehmung ist es, sich Ihren heimlichen **Lebenstraum** einzugestehen und zu erfüllen.

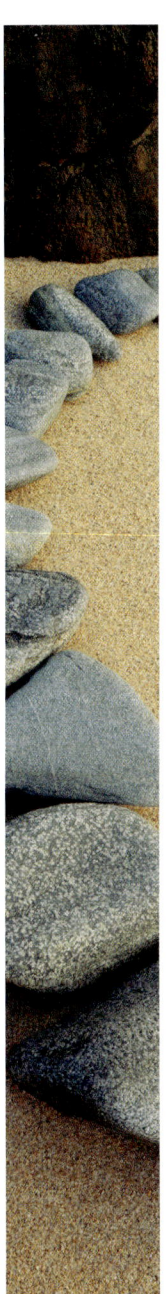

Die Entwicklungsstufen der Fische

I. Ungepflegte Erscheinung, Außenseiter
Allgemeines Mitgefühl
Aufsuchen von Wunderheilern
Tagträumer, voller Sehnsucht, Nichtstun
Süchtig

II. Bekleidung aus alten Hippie-Zeiten
Eine-Welt-Laden
Entwicklung von sozialem Empfinden
Beschäftigung mit natürlichen, energetischen
    Heilmethoden
Heimlicher Lebenstraum
Drogen-Entzug
Alltagsflucht durch TV

III. Änderung des Outfits, um in der Masse zu
    verschwinden.
Soziales Empfinden leben (Ehrenamt, Ausbil-
    dung)
Ausbildung in Naturheilkunde
Planung zur Verwirklichung Ihres Lebenstraums
Kunst, Gebet und Meditation für sich entdecken

IV. Outfit, Anderssein, Nicht-Anpassung an die
    Norm ausdrückt
Soziale Aktivitäten, Einrichtungen initiieren und
    leiten
Praxis mit naturheilkundlichen Methoden
Erfüllter Lebenstraum
Besuch oder Leitung von Meditations-Retreats
Präsentation Ihrer Kunst in der Öffentlichkeit

Krankheitsdispositionen und Psychosomatik der Fische

Körperliche Zuordnung

– Füße

Krankheitsdispositionen

– Erkrankungen des Fußes
– Auflösungen, Erweichungen, Lähmungen
– Erkrankungen mit unklarer Ursache
– Pilzerkrankungen
– Schwächezustände, Überempfindlichkeit, Ohnmacht
– Suchterkrankungen
– Vergiftungen
– Allergien

Psychosomatik

Ihre Fische-Persönlichkeit ist schwer zu greifen. Genauso verhält es sich mit verschiedensten Erkrankungen und Beschwerden, deren **Ursache nicht erfassbar** ist, und die Ihrem Sternzeichen entsprechen.

Da Sie am liebsten nicht von dieser Welt sind, ist auch Ihr Körper oft nicht in Vollbesitz seiner Kräfte. **Schwächegefühle, Anämie, Auflösungserscheinungen, mangelndes Abgrenzungsvermögen**, besser gesagt mangelndes Abgrenzungsbedürfnis, lädt Krankheitserreger und Pilze ein, um sich anzusiedeln. Das **Abwehrsystem** ist wenig ausgeprägt, da Sie eins sein möchten mit dem Ganzen, mit dem Partner, letztendlich mit allen Menschen. Dann sind Sie glücklich. Sie möchten nicht kämpfen und keine Grenzen setzen. Körperlich ist damit **Entzündungen und Vergiftungen** Tür und Tor geöffnet.

Die hohe Sensibilität macht auch körperlich überempfindlich, was sich in **allergischen Reaktionen** zeigen kann. Sind die Anforderungen des gewöhnlichen Lebens zu erdrückend und bleibt zu wenig Raum für diesen so ganz anderen, unvernünftigen und absichtslosen Anteil in Ihnen, entziehen Sie sich durch allergischen Schnupfen oder allergisches Asthma, **Schwindel** und **Ohnmachtsanfälle**. Eine weitere Art, sich zu verflüchtigen, sind **Suchterkrankungen**. Sie verhelfen aus der rauen, harten Welt und verschaffen Raum, auszuruhen und Ihrer phantasievollen Traumwelt nachzuhängen.

Entspannung ist lebensnotwendiger Gegenpol zu Arbeit und Leistung. Es fällt Ihnen leicht, sich gehenzulassen und einfach mit dem zu fließen, was ist. **„Dein Wille geschehe"** oder wie man es in anderen Religionen nennen mag. Sie sind nicht schwach, Sie sind anders und werden gerne eins mit dem, was ist und was Sie tun. Sie spielen nicht Klavier, Sie sind das Klavierspiel. Sie sitzen nicht am Krankenbett und hören dem Patienten zu, sondern sind eins mit dem Befinden und Gefühl des Kranken. Sie haben nicht Sex, sondern verschwinden, lösen sich auf in dem Geschehen. Sie sitzen nicht am Meer, sondern Sie sind das Meer. Jeder kennt das Gefühl. Das ist **tiefste Erholung von Ihrem Alltag** und den Anliegen Ihres Egos. Dafür brauchen Sie viel Raum in Ihrem Leben. Verwehren Sie ihn sich, weil jetzt gerade keine Zeit ist, weil noch die Wäsche gemacht, gejoggt, Geld verdient, berufliche Leistung erbracht, das Kind versorgt und vieles andere getan werden muss, das augenscheinlich Vorrang hat, besteht die Tendenz, sich über Krankheit oder Sucht die Zeit zu holen, die Sie dafür brauchen.

Füße stellen den Kontakt zur Erde und Realität her. Wird er zu sehr und einseitig erzwungen, ohne Phasen, in denen Sie sich tief erholen können, kann sich das in phantasievollen **Fehlformen und Deformierungen** niederschlagen. Die Phantasie gehört eigentlich woanders hin. Interessanterweise befällt ein akuter Gichtanfall nach reichlichem Schlemmen von allem, was *von* dieser Welt ist, gerade den großen Zeh. Vielleicht sollten Sie dann dazu übergehen, sich auch so ein Schlaraffenland zu bieten mit allem, was *nicht von* dieser Welt ist (freie Tage im Kloster verbringen, Meditations-Retreats, Aufenthalt in einer schönen Kirche, Kunst, Ehrenamt in sozialen Einrichtungen etc.).

Heilung heißt bei Ihnen immer, diese hochsensible Seite, die anders ist als die anderen, in sich zu sehen und zu verstehen. Das kann zum Einstieg auch ein faules Abhängen auf dem Sofa oder eine Aktion ohne jeden Sinn und Zweck sein. Künstlerischer Ausdruck ist ein gutes Ventil, genauso soziale Betätigungen, feinstoffliches Heilen sowie Gebet und Meditation.

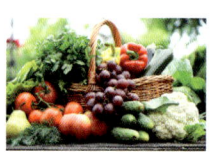

Gesundheitstipps für die Fische

Ernährungstherapie

Da das Leben nun mal auf der Erde und im Körper stattfindet, muss er auch versorgt werden. Durch die **Abwehrschwäche** ist eine optimale Versorgung mit Vitamin C (Acerolabeeren-Taler oder -Pulver als Grundversorgung, Kiwis, Zitrusfrüchte) und Zink (Fisch, Meeresfrüchte, Weizenkleie, Soja, Hülsenfrüchte) zu gewährleisten. Durch die Affinität zu feinstofflichen Methoden und Mitteln besteht auch eine hohe Empfänglichkeit für die entsprechenden Blütenessenzen (Garlic, Echinacea, Yarrow). Ansonsten gelten die üblichen Regeln (kalt gepresstes hochwertiges Oliven-, Raps-, Leinöl, basische Lebensmittel, wie Gemüse und Kartoffeln und ein gutes Pensum an Obst, Vollkornprodukte und 1- bis 2-mal wöchentlich Kaltwasserfisch). Der Tendenz zu **niedrigem Blutdruck** können Sie mit erfrischenden morgendlichen Wechselduschen, Bürstenmassagen und mindestens 2 Litern Flüssigkeit, am besten als natriumhaltiges Mineralwasser, entgegentreten.

Die Disposition zu **Allergien** und die Abgrenzungsschwäche müssen von der psychischen Seite her beleuchtet und angegangen werden. Nahrungsmittelallergien können mit den entsprechenden Tests festgestellt und die unverträglichen Lebensmittel vom Speiseplan gestrichen werden, was eine nützliche, aber nur symptomatische Maßnahme ist. Stark histaminhaltige Lebensmittel sollten Sie meiden (Fertigprodukte, überreife Lebensmittel, lange gereifter Käse, Alkohol).

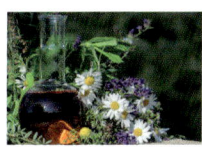 # Naturheilkunde

Heilpflanzen

– Echinacea als Fertigpräparat, Frischpflanzenpresssaft, Ingwer frisch oder als Kapseln, Enzian als Schwedenbitter, Knoblauch, Bärlauch, Propolis (Stärkung des Immunsystems)

Homöopathie

- Cardiospermum (Medikamente, Insektenstiche), Acidum formicidum (Tierhaare, Hausstaub, Schimmelpilz, Nahrungsmittel), Sabadilla (Heuschnupfen, Hausstaub), China officinalis (Nahrungsmittelunverträglichkeit), Galphimia (Tierhaare) – bei allergischen Reaktionen
- Echinacea (Stärkung des Immunsystems)

Schüßler-Salze

- Nr. 3 Ferrum phosphoricum D12 (bei Beginn einer Erkältung oder anderen Entzündung)
- Nr. 17 Manganum sulfuricum D6 (Stärkung des Immunsystems bei Allergien)
- Nr. 21 Zincum chloratum D6 (Stärkung des Immunsystems)
- Nr. 24 Arsenicum jodatum D6 (allergisch bedingte Hauterscheinungen, Ängstlichkeit)

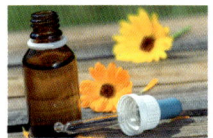

Feinstoffliche Heilweisen

Blütenessenzen

- Aspen (Überängstlichkeit)
- Centaury (schwache Durchsetzung)
- Clematis (Verträumtheit)
- Mimulus (Ängstlichkeit, Empfindlichkeit)
- Angelica (zur Öffnung für Hilfe aus der geistigen Welt in schwierigen Situationen, Schutz, antiseptische Wirkung)
- Arnica (bei Abwesenheit/Trennung von Seelenanteilen nach Schocks)
- Basil (Schwierigkeiten mit der „Unspiritualität" von Sex)

- California Poppy (bei starker spiritueller Außenorientierung, um Ihren inneren Reichtum finden zu können)
- Canyon Dudleya (bei übertriebener Spiritualität, um wieder auf den Boden zu kommen und um Ihre Spiritualität in den Alltag zu integrieren)
- Garlic (Widerstandskräfte bei Ängstlichkeit und damit verbundenem Energieverlust)
- Golden Yarrow (hohes künstlerisches Potential und dabei Rückzug aus Angst vor Verletzungen Ihrer Empfindsamkeit)
- Echinacea (Abwehrkräfte bei Ohnmacht gegenüber destruktiven Kräften)
- Fawn Lily (bei Rückzug, um Ihre Spiritualität zur Tat werden zu lassen)
- Lotus (bei spirituellem Hochmut und spiritueller Überbetonung)
- Manzanita (Schwierigkeiten, in Ihrem Körper zu sein)
- Mugwort (Bewusstheit und Klarheit trotz hoher Sensibilität, besonders gegenüber der Traum- und Anderswelt)
- Nicotiana (bei Selbstabtötung, um die raue Welt ertragen zu können, um Sensibilität gerade in dieser Welt zulassen zu können)
- Pink Monkeyflower (bei Rückzug aus Angst, dass andere Ihre Verletzlichkeit und seelischen Wunden sehen, hohe emotionale Empfindsamkeit)
- Rosemary (bei Mangelversorgung des Körpers aufgrund der Abspaltung von Seelenanteilen, für mehr körperliche Vitalität)
- St. John's Wort (Stärkung des schützenden inneren Lichts bei zu viel Aufnahmebereitschaft)
- Shooting Star (Gefühl, nicht von dieser Welt zu sein)
- Violet (bei Schüchternheit aufgrund Ihres sanften Wesens, Angst nach außen zu gehen und sich insbesondere in einer Gemeinschaft zu zeigen und einzubringen)

- Yarrow (zur Aura-Stärkung bei Überempfindlichkeit und mangelnder Abgrenzungsfähigkeit)
- Yarrow Environmental Solution (Stärkung der Aura bei Elektrosmog, geopathischen Störungen und radioaktiver Strahlung)

Ätherische Öle

- Myrrhe/Lavendel-Gemisch (leicht betäubend-abhebend)
- Weihrauchh (beruhigend)
- Rose (Weichheit der Gefühle)
- Mimose (beruhigend, Angst lösend, Sensibilität fördernd)
- Rosmarin (bei Bedarf der Belebung)
- Douglasfichte (wärmende Erdung)

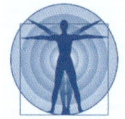 # Körper- und Energiearbeit

Stilles Qi Gong

Während beim Qi Gong die Körperbewegung im Vordergrund steht, um Blockaden zu lösen, damit das Qi (Lebensenergie) wieder frei fließen kann, findet diese Arbeit bei der stillen Form in erster Linie im Inneren statt und wird nur durch sehr wenig Bewegung des Körpers begleitet. Beim Üben sitzen oder stehen Sie und stellen sich vor, wie die Energie in bestimmten Kreisläufen durch Ihren Körper strömt. Stilles Qi Gong können Sie in Gruppenkursen an entsprechenden Schulen erlernen.

Hatha-Yoga: Totenstellung – für Tiefenentspannung und Hingabefähigkeit

- Legen Sie sich auf den Rücken, die Beine leicht geöffnet, sodass zwischen den Füßen ein Abstand von ungefähr 50 cm ist.
- Die Arme liegen neben dem Körper, die Handflächen nach oben für die Energieaufnahme.

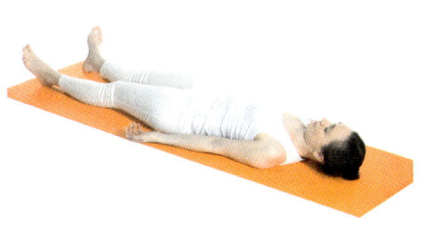

- Bleiben Sie in dieser Stellung der Hingabe und Aufnahmebereitschaft für 15 Minuten oder auch länger, wenn Sie möchten.

Musiktherapie

Hier wird Musik aktiv, indem Sie selbst und der Therapeut Musikinstrumente spielen, ohne dass Sie sie beherrschen müssen, oder rezeptiv durch das bloße Hören genutzt, um Heilimpulse zu setzen. Die Kosten werden von der Krankenkasse nicht übernommen. Es sind Einzel-, Paar- und Gruppentherapie möglich. Therapeuten in Ihrer Nähe finden Sie bei dem Berufsverband Deutsche Musiktherapeutische Gesellschaft unter www.musiktherapie.de.

Tanztherapie

Bei dieser Methode dient der frei improvisierte Tanz dem Ausdruck Ihres Wesens und dem nonverbalen Bewusstwerden und Verarbeiten von Gefühlen und Erfahrungen. Die Kosten müssen selbst getragen werden. Eine Liste von anerkannten Therapeuten finden Sie beim Berufsverband der TanztherapeutInnen Deutschlands www.btd-tanztherapie.de.

Therapien aus dem feinstofflichen Bereich

Edelsteine, Kristalle, Farben

Die Methoden können Sie in Kursen bei Heilpraktikern oder an darauf spezialisierten Ausbildungsinstituten erlernen. Sie können auch Ihrer Intuition vertrauen, sich **Edelsteine** nach Ihrem Gefühl, was Sie anspricht, in einem gut sortierten Edelsteingeschäft oder auf einer Edelsteinmesse, wenn sie in Ihrer Nähe stattfindet, auswählen, in Ihrer Wohnung platzieren oder als Schmuck tragen. Neptun spricht gerade für Ihre Fähigkeit, das sehr gut zu können.

Mithilfe von **Farben** können Sie sich sehr einfach mit einer gewünschten Art von Energie umgeben und versorgen lassen, z. B. als Kleidungsstück, bei der Gestaltung Ihrer Wohnung (Wand- und Bodenfarbe), der Wahl Ihrer Bettwäsche, Handtücher, Wolldecken und Kissen auf dem Sofa, Vorhänge usw.:

Blau entspannt und beruhigt und eignet sich gut, um Stress und Hektik abzubauen.

Gelb symbolisiert Licht, Sonne, Helligkeit, Leichtigkeit, Kreativität und Lebensfreude.

Grün ist die klassische Heilfarbe. Es ist die Farbe der Natur, des saftigen Frühlings, des Kräftesammelns und der Regeneration und Ruhe.

Orange bringt Lebensenergie nach seelischer und körperlicher Überlastung und Erschöpfung zurück und weckt die Lebensgeister. Es verbreitet Wärme und mobilisiert bei Antriebsschwäche und Depression.

Rot ist ebenfalls sehr belebend, regt die Stoffwechselvorgänge im Körper an und steigert Lebens- und Sexualtrieb. Ihre Willenskraft und Ihr Durchsetzungsvermögen werden gestärkt.

Rosa öffnet das Herz und hilft, emotionale Wunden zu heilen.

Violett steht für Spiritualität, Meditation und Mystik. Die Farbe besitzt auch die Kraft, negative Energien zu wandeln, und symbolisiert überpersönliche, bedingungslose Liebe und Idealismus.

Weiß ist die Verbindung aller Farben. Es ist Zeichen für die Vollkommenheit, Reinheit, Unschuld, das Heilige und die Leere.

Bach-Blüten-Therapie

Bachblüten kennen Sie sicher schon. Sie gleichen Seelenzustände aus und bringen das dahinter verloren gegangene positive Potenzial an die Oberfläche. Aus Überaktivität wird Entspannung, aus Minderwertigkeitsgefühlen Selbstbewusstsein usw. Ihre Anwendung finden Sie in der Einleitung auf Seite 21 Die Bedeutung der 38 Blüten können Sie im Internet nachlesen, genauso wie die der Blütenessenzen aus anderen Ländern und Kontinenten. Es gibt inzwischen Blütenessenzen aus aller Welt. Einen guten Einblick gewinnen Sie bei www.essenzenladen.de

Aromatherapie

Auch **Düfte** gehören in die feinstoffliche Welt der Fische. Aufgrund Ihrer hohen Sensibilität genügen geringe Dosierungen (3 Tropfen in die Duftlampe oder in 100 ml Massageöl, 6 Tropfen als Badezusatz pro Öl), die eine tiefe Wirkung auf Körper, Seele und Geist haben.

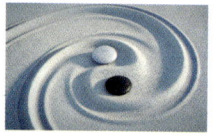 # Seelenarbeit

- Jede Form des Gebets
- Christlicher Weg: Kontemplation. In der Kontemplation geht es um das Wirken Gottes in uns und darum, unser Leben wahrzunehmen.
- Stille Meditation

Energetischer Schutz

Suchen Sie sich einen ruhigen Platz und setzen oder legen Sie sich entspannt hin. Schließen Sie die Augen. Stellen Sie sich nun einen weißen, leuchtenden Licht-Schutzmantel wie eine zweite Haut um Ihr gesamtes Wesen vor. Atmen Sie dabei ruhig ein und aus. Bleiben Sie in dieser entspannten Haltung so lange Sie sich dabei wohl fühlen. Üben Sie diese Vorstellung am besten regelmäßig, damit es in einer Situation, in der Sie die schützende Abgrenzung brauchen, gleich funktioniert.

Es empfiehlt sich, diese Übungen in meditativem Rahmen zuhause zu üben und selbstverständlich werden zu lassen, um in entsprechenden Außensituationen „gewappnet" zu sein.

Wenn es schnell gehen muss, gibt es eine andere schützende Übung für Sie: Strecken Sie Ihre Arme mental oder körperlich nach vorne. Führen Sie dann den rechten Arm nach rechts und den linken nach links (wie beim Brustschwimmen). Sagen Sie jetzt: „Bis hier hin und nicht weiter".

So grenzen Sie sich innerlich von der Situation ab und finden zu innerer Ruhe.

Bezugsquelle für kalifornische Blütenessenzen

Kalifornische Blütenessenzen erhalten Sie bei der offiziellen Vertretung der Flower Essence Society (FES) Kalifornien in Deutschland:

FES-Blütenhaus
Annedore Krause
Kolpingstr. 2
88094 Oberteuringen
www.fes-bluetenhaus.de

Für die **Aromatherapie** sollten nur naturreine Öle, möglichst aus kontrolliert biologischem Anbau verwendet werden, z. B. von Primavera (www.primaveralife.com) oder Neumond (http://www.neumond.de).

Quellenverzeichnis

S. 81, Pranayama: Wechselseitige Nasenatmung, Quelle: Sivananda Yoga Zentrum: Yoga für alle Lebensstufen

S. 76, Verhältnis von Omega-3- zu Omega-6-Fettsäuren, Quelle: Lungeninformationsdienst vom Helmholtz Zentrum München, Deutsches Forschungszentrum für Gesundheit und Umwelt

S. 153, Wechselatmung zur Energetisierung und heilenden Unterstützung der Nieren, Quelle: yoga vydia e. V.

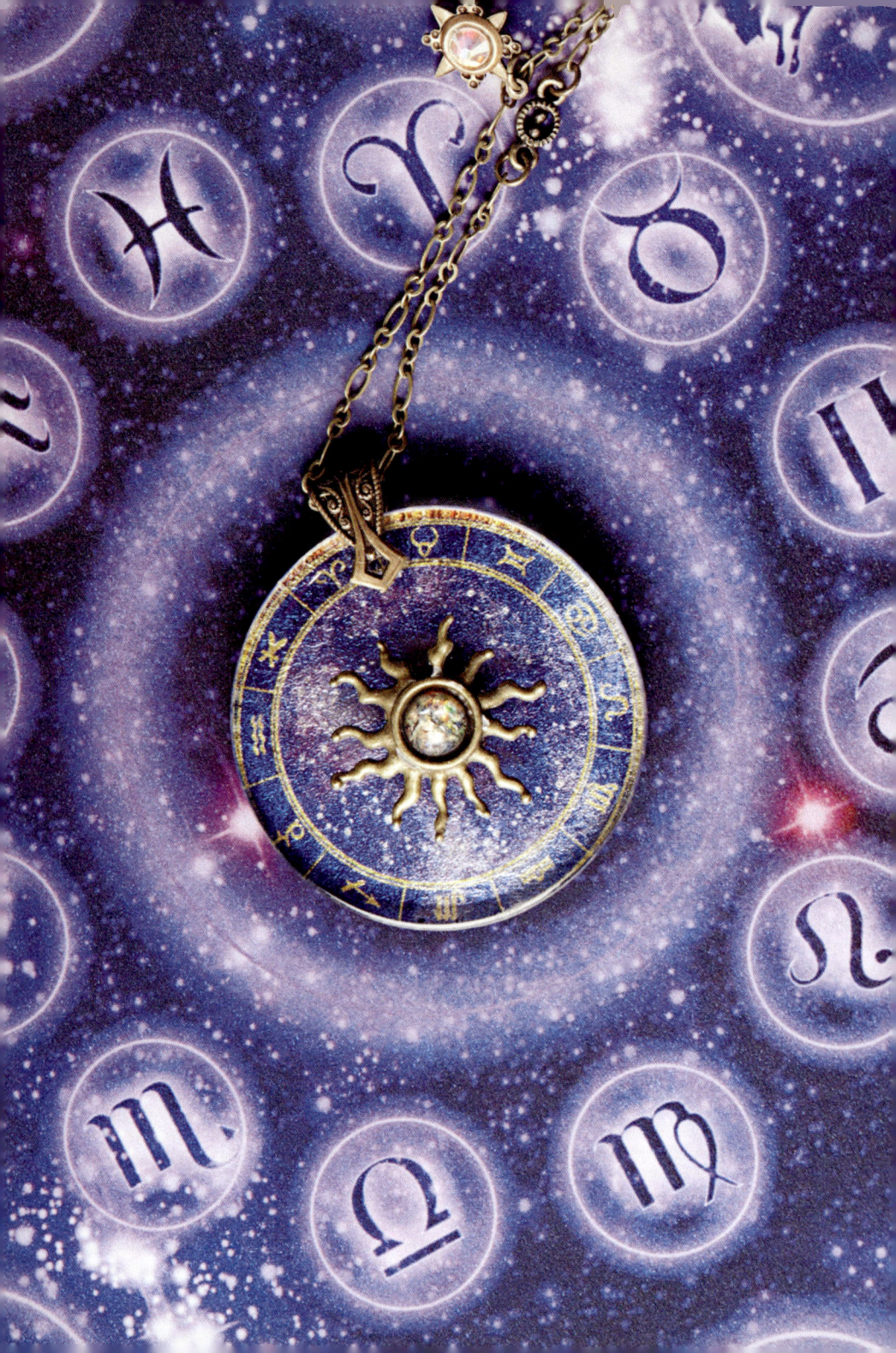

Weiterführende Literatur

Ursel Bühring: Praxis-Lehrbuch Heilpflanzenkunde, Haug Verlag Stuttgart, 2014

William Boericke: Handbuch der homöopathischen Materia medica, Haug Verlag Heidelberg, 1996

Erließ Wiesenauer: Praxis der Homöopathie, Hippokrates Verlag Stuttgart, 2000

Cornelia Mallet: Akute homöopathische Schmerztherapie, Sati-Verlag Bremen, 2015

Dr. med. Berndt Rieger: 36 Schüßler-Salze richtig anwenden, Zentrum für Traditionelle Europäische Medizin, Bamberg, 2014

Mechthild Scheffer: Bach-Blütentherapie, Irisiana Verlag München, 1995

Beate Helm: Bach-Blüten und Bewusstseinsarbeit, Sati-Verlag Bremen, 2015

Beate Helm: Die Heilkräfte der Kalifornischen Blütenessenzen, Aquamarin Verlag Gräfing, 1990

Beate Helm: Kalifornische Blüten und Bewusstseinsarbeit, Sati-Verlag Bremen, 2012

Mantak Chia: Tao Yoga des Heilens, Ansata Verlag Interlaken, 1995

Sivananda Yoga Zentrum: Yoga für alle Lebensstufen – in Bildern, Gräfe und Unzer Verlag München, 1988

Saraswati/Bodhi Avinasha: Juwel im Lotos, Tantrischer Kriya-Yoga

Beate Helm: Psychologische Astrologie, Ausbildung Band 1 bis 18, Sati-Verlag Bremen, 2014

Beate Helm: Astrotherapie, Sati-Verlag Bremen, 2014

IMPRESSUM

© 2016 FID Verlag GmbH, Koblenzer Str. 99, D-53177 Bonn

Alle Rechte vorbehalten. Nachdruck und Vervielfältigungen sowie Verbreitung durch Bild, Funk, Fernsehen und Internet, auch auszugsweise, nur mit schriftlicher Genehmigung des Verlags.

1. Auflage 2016

Herausgeber: Stanislava Albert-Stoykova, Bonn

Autor: Beate Helm (v.i.S.d.P.)

Projektmanagement: wortprojekt.de, Melanie Steiner

Lektorat: Annika Buß, Bonn

Satz & Layout: www.BrunisArt.de

Bildnachweise: www.fotolia.com

Druck: HMM TIM d.o.o., 1241 Kamnik, Slowenien

ISBN: 978-3-95443-057-4

Für Ihre Notizen